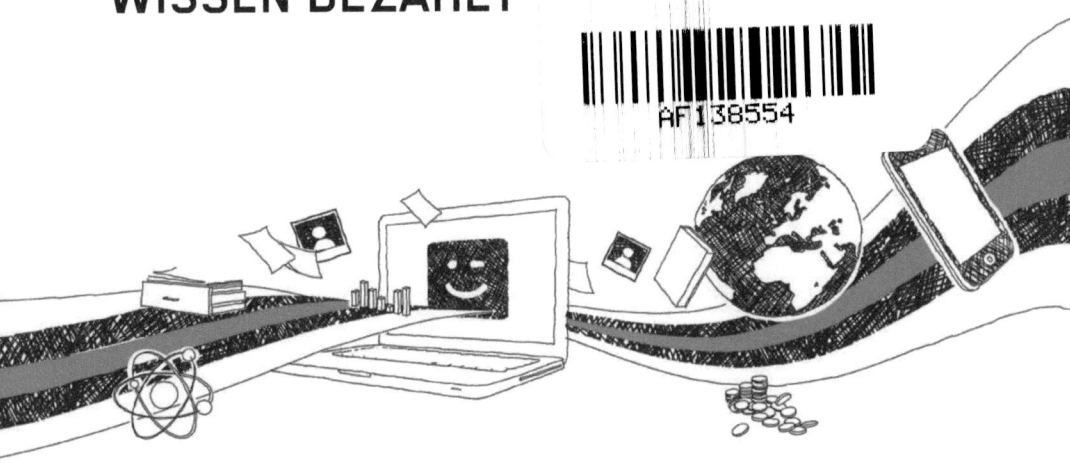
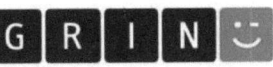

# Ehrenamt in Sportvereinen

Raphael Niksic

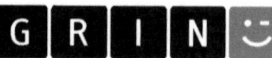

**Bibliografische Information der Deutschen Nationalbibliothek:**

Die Deutsche Nationalbibliothek verzeichnet diese Publikation in der Deutschen Nationalbibliografie; detaillierte bibliografische Daten sind im Internet über http://dnb.d-nb.de abrufbar.

ISBN: 9783389034378
Dieses Buch ist auch als E-Book erhältlich.

Druck und Bindung: Books on Demand GmbH, Norderstedt Germany
Gedruckt auf säurefreiem Papier aus verantwortungsvollen Quellen

Das vorliegende Werk wurde sorgfältig erarbeitet. Dennoch übernehmen Autoren und Verlag für die Richtigkeit von Angaben, Hinweisen, Links und Ratschlägen sowie eventuelle Druckfehler keine Haftung.

Das Buch bei GRIN: https://www.grin.com/document/1484227

*Forschungsbericht:*

# Ehrenamt in Sportvereinen

## Seminar:
Anwendungsforschung in der Sportwissenschaft

Wintersemester 2021/2022

### Abgabetermin:
31.03.2022

### Forscher:
RAPHAEL NIKSIC

# Inhaltverzeichnis

# Abbildungsverzeichnis

# Tabellenverzeichnis

# 1. Einleitung

Ursprünglich bezeichnet Ehrenamt eine Tätigkeit, die freiwillig ist und eine gewisse Zeit lang überdauert. Diese Tätigkeit wird von Organisationen oder verfestigten Gruppen, wie zum Beispiel Sportvereinen ausgeübt. Meistens ist damit die Übernahme eines öffentlichen Amtes zum Beispiel, als Vorsitzender, Kassier, Schriftführer usw., gemeint. Dabei ist die Arbeit oder der Bezug eines Amtes nicht auf Entgelt, sondern zugunsten des Gemeinwohls ausgerichtet (vgl. Ehrhardt, 2011, S. 15).

Als Engagement im Rahmen von ehrenamtlichen Tätigkeiten können sich unterschiedliche Motive für das Antreten eines Amtes bilden. Diese Handlungsmotive sind verschieden und spielen eine zentrale Rolle bei der Ausführung eines Amtes. Beispielsweise steht das soziale Engagement in Umwelt-, Natur-, oder Tierschutzorganisationen im Fokus, sodass ein Beitrag zur Veränderung geleistet wird. Ein weiteres Beispiel ist der Bereich der Kultur und Musik, dort steht die Erhaltung der Unterhaltung im Vordergrund (vgl. Engagement: *Was ist Engagement*, o.D.). Es gibt verschiedene Tätigkeitsfelder, in denen ein Engagement ausgeführt werden kann. Die höchste bereichsspezifische Engagementquote, ist der Bereich des Sportes und der Bewegung mit 16,3 %. Danach folgen Schule und Kindergarten (9,1%), Kultur und Musik (9,0%), sozialer Bereich (8,5%), kirchlicher und religiöser Bereich (7,6%), Freizeit und Geselligkeit (5,6%), außerschulische Jugendarbeit oder Bildungsarbeit für Erwachsene (4,0%), Umwelt, Naturschutz oder Tierschutz (3,6%) und Rettungsdienst oder Feuerwehr (3,0%) (vgl. Hopp & Rump, 2017, S.13).

Das Seminar „Anwendungsforschung in der Sportwissenschaft" behandelt nicht nur die verschiedenen Möglichkeiten der Forschung mittels Naturwissenschaftlichen, Geisteswissenschaftlichen, Empirisch-quantitativen und Empirisch-qualitativen Methoden, sondern auch das Thema ehrenamtliches Engagement in Sportvereinen. Aufgrund der hohen Relevanz der Thematik, stellte sich die Hauptfrage, *welche Gründe es gebe, dass immer weniger Menschen dazu bereit sind, in Sportvereinen gemeinnützig zu arbeiten.* Damit wir auf die Frage eingehen können, wurde eine qualitative Analyse mit Hilfe von Interviews durchgeführt, bei der sechs Trainer*innen über das Thema *ehrenamtliches Engagement im Sportverein* befragt wurden.

Der Forschungsbericht wird auf Grundlage der gewonnen Erkenntnisse aus den Interviews dargestellt. Im ersten Schritt werden die Relevanz und die Motive des Themas geklärt. Als nächstes wird ein theoretisches Framing erstellt, um den Leitfaden des Interviews zu klären und zu begründen. Im Anschluss wurde die Methode des Vorgehens der Forschung, die sich aus dem Forschungsdesign, der Stichprobe, der Datenerhebung und deren Auswertung zusammensetzt, erklärt. Anschließend werden die gewonnen Ergebnisse interpretiert. Der Schluss des Forschungsberichtes bildet die Reflexion. Dort wird auf die Zusammenarbeit, die damit verbundenen Herausforderungen und den positiven Aspekten eingegangen.

## 2. Thema und Fragestellung

Die vorliegende Arbeit beschäftigt sich mit der Thematik Ehrenamt im Sportverein, mit Fokus auf der Frage: Warum sich immer weniger Mitglieder ehrenamtlichen engagieren möchten? Da sich der Begriff „Ehrenamt" durch den Forschungsbericht zieht, und primär das Thema verkörpert, muss dieser Begriff vorerst definiert werden. „Mit dem Begriff Ehrenamt sind produktive Tätigkeiten (Arbeit) gemeint, die ihre Entlohnung, in Anbindung an eine Organisation außerhalb des privaten Haushaltes (also z.B. Vereine) und zu Gunsten Dritter geleistet werden" (Erlinghagen, 2013, S. 199). Dennoch muss man von anderen informellen Tätigkeiten differenzieren. Eigenarbeit beinhaltet beispielsweise ausschließlich die eigene Versorgung, wie kochen oder putzen. Ebenso findet im Ehrenamt die Netzwerkhilfe, die für Familien, Nachbarn oder Freunde geplant sind, in der Anbindung an eine Organisation statt. (vgl. Erlinghagen, 2013).

Die Frage, warum immer weniger Menschen sich ehrenamtlich engagieren, ist von großem Interesse, da in den letzten Jahren Rückläufe zu erkennen sind. Hierbei sind einige Untersuchungen, die im Jahre 1999, 2004 und 2009 vom Bundesministerium für Familien, Senioren, Frauen und Jugend durchgeführt wurden und deren Ergebnisse für diesen Forschungsbericht von Bedeutung. Die Befunde sind repräsentativ für die Bevölkerung der Bundesrepublik Deutschland und beinhalten die Aussagen von 20.000 Befragten, die sich zu ehrenamtlichem und freiwilligem Engagement äußerten (vgl. Braun, 2011). Zuallererst lässt sich festhalten, dass die Bewegungskultur und die damit verbundenen Räume, in denen sich Menschen sportlich betätigen, immer vielfältiger geworden sind. Der Sportbereich verzeichnet weiterhin einen kontinuierlichen Zuwachs von aktiven Mitgliedern. Differenziert man die Gemeinschaftsaktivität der Bevölkerung nach Bereichen, fällt auf, dass Sport und Bewegung am häufigsten vertreten sind. Gefolgt von den Kategorien Freizeit und Geselligkeit, sowie Kultur und Musik, jedoch mit deutlich geringeren Zahlen der aktiven Mitglieder (vgl. Braun, 2011). Laut Sebastian Braun lassen sich rückläufige Engagement-Quoten im Sportbereich erkennen und damit Einbußen von 650.000 Mitgliedern.

> Dieses knappe Gut des freiwilligen und ehrenamtlichen Engagements scheint jedoch speziell im Sportbereich immer knapper zu werden [...]. Angesichts der außerordentlich hohen Vereinsanbindung des Engagements [...] werden damit speziell in den Sportvereinen spürbare Verluste im Hinblick ihre wichtigste Retoure zur Leistungserstellung verbunden sein (Braun, 2011, S. 33).

Wie lassen sich diese Beobachtungen erklären? Was könnte die Menschen davon abhalten, sich ehrenamtlich zu engagieren? Die Gründe reichen von hohen Ansprüchen an die ehrenamtliche Arbeit, starke Verpflichtungen, Ausnutzung bis hin zu Frust und zu wenig Zeit. Oftmals leiden Engagierte unter dem Druck, den Anforderungen des Vereins und der damit verbundenen Arbeit, nicht zu genügen. Es wird betont, dass Menschen, ohne Fortbildungen, Lizenzen oder andere Qualifikationen, der Einstieg ins Ehrenamt schwerer fällt. Weiters könnte, der Zeitfaktor ein Grund darstellen, der viele Menschen an einer ehrenamtlichen Arbeit hindert. Dazu wird häufig ein Nebenjob bevorzugt, anstatt einer gemeinnützigen Tätigkeit nachzugehen (vgl. Schreier, 2013).

# 3. Theoretisches Framing

Im folgenden Abschnitt wird die vorhandene Forschungs- und Studienlage zum Thema Ehrenamt im Sport aufgeführt. Dabei wird der Forschungsgegenstand theoretisch eingerahmt und konkretisiert. Die wissenschaftliche Relevanz der Themengebiete des Interview-Leitfadens werden angegeben und das Aufgreifen der Fragen begründet.

## 3.1 Ehrenamt und Arbeit

Fehlende Zeit ist eine der Hauptursachen dafür, dass Menschen, die gern ehrenamtlich aktiv wären, ihrem Interesse nicht nachkommen können. Neben der Zeit, die für das Engagement aufgewendet werden muss, müssen Erwerbstätige, ihrem Beruf und andere privaten Verpflichtungen nachgehen. Durch die festgelegte Arbeitsstruktur steht keine freie Kapazität für gemeinnützige Tätigkeiten zur Verfügung. Wenn mehr Flexibilität in der Aufteilung der Arbeitsstunden vorhanden ist, desto höher ist die Chance, die jeweilige Person zum Ehrenamt motivieren zu können. Bei der Planung des Alltags sollten nicht nur die Arbeit und das Ehrenamt aufeinander abgestimmt sein, sondern auch weitere Aktivitäten im Bereich der Haus- und Familienaufgaben, der beruflichen Weiterbildung, der Freizeit oder in anderen Bereichen berücksichtigen werden (vgl. Groß & Seifert, 2013).

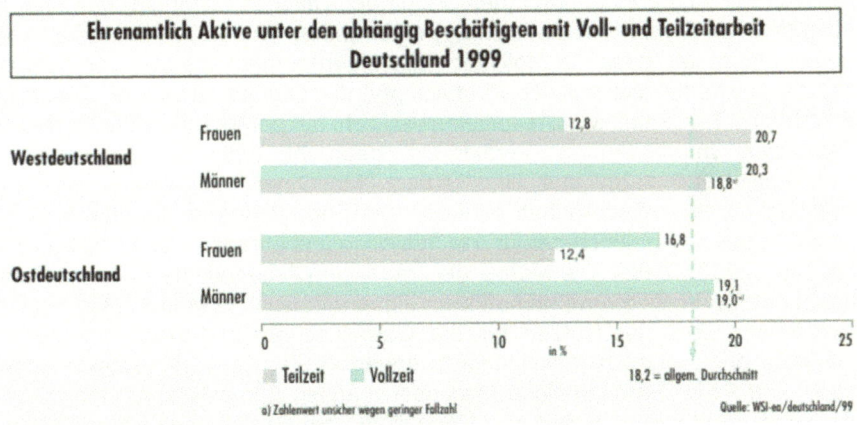

Abbildung 1: Ehrenamtliche Aktivität mit Voll- Teilzeitarbeit (Ministerium für Arbeit und Soziales, Qualifikation und Technologie des Landes NRW, 2001, S. 8)

Wie die wie Die Abbildung zeigt, sind Erwerbstätige trotz einer Vollzeitbeschäftigung überdurchschnittlich im Ehrenamt vertreten. Diese gewonnene Erkenntnis schafft Anreiz, in diesem Forschungsbericht der Frage nachzugehen, woran es liegen kann, dass viele Leute die Arbeit als Ausrede nutzen, um sich ehrenamtlich nicht zu engagieren. Außerdem wurde noch ermittelt, wie die Interviewpartner*innen ihr Privatleben im Einklang halten zwischen Arbeit und Ehrenamt.

## 3.2 Motive fürs Ehrenamt

[...] "Warum engagiert sich der Einzelne überhaupt freiwillig bzw. ehrenamtlich, wenn er in derselben Zeit zum Beispiel auch entlohnte Erwerbsarbeit oder Familienarbeit leisten könnte?" (Braun, 2011, S. 41). Um dieser Frage nachzugehen, muss beachtet werden, dass vielfältige Formen und Bereiche der ehrenamtlichen Tätigkeit existieren und eine einheitliche Motivation, sich ehrenamtlich zu beschäftigen, kaum zu finden sind. Hinzu kommt, dass nicht allen freiwillig engagierten bewusst ist, aus welchen Gründen sie sich überhaupt engagieren. Außerdem können sich die Beweggründe, Erwartungen und Werte im Laufe der Zeit verändern. Doch trotz dieser Tatsache kann man einen hilfreichen Orientierungsrahmen aufstellen, um grobe Züge und Motive der Ehrenamtlichen festzustellen (vgl. Dr. Moschner, 2002). Im Jahr 2009 wurden Menschen nach den persönlichen Gründen für ihr freiwilliges Engagement im Sport befragt. Mehr als zwei Drittel gaben an, dass sie vor allem mit anderen Menschen zusammenkommen möchten. „Mit dieser gemeinschaftlichen Vorstellung verbinden die Engagierten mutmaßlich die Erwartung, durch ihr Engagement mit sympathischen Menschen zusammenkommen zu können" erläutert Sebastian Braun (Braun, 2011, S.42). Ein Sportverein ist vom Motiv der sozialen Interaktion stark geprägt. Die Menschen wollen die Gesellschaft mitgestalten, in diesem Fall der Sportvereine und Sportgruppen. „Die Motivation des einzelnen, im Ehrenamt tätig zu sein, ist einerseits spezifisch von Aufgabenbereich (dem Inhalt der Tätigkeit abhängig) und andererseits an die Ziele der Organisation oder Gruppe gebunden" (Dr. Moschner, 2002, S. 4). Was demnach bedeutet, dass die Motivation der eigenen Interesse und der Relevanz der Aufgabe, sowie der gleichen Zielvorstellungen der Gruppe entspricht. Zusätzlich wird die Wahl des Tätigkeitsbereichs meistens sowohl mit persönlichen Zielen als auch mit individuellen Interessen in Verbindung gebracht (vgl. Dr. Moschner, 2002). Dementsprechend kann laut Dr. Barbara Moschner festgehalten werden: „Die Zugehörigkeit einer Gesellschaft bildet für die Engagierten im Sportbereich offenbar eine maßgebliche Antriebsfeder für das freiwillige und ehrenamtliche Engagement" (Dr. Moschner, 2002, S. 63). Die Motive der freiwilligen Arbeit werden in zwei Kategorien zugeordnet: Im Vordergrund stehen zum einen altruistische Motive. Wie bereits oben beschrieben, steht der Nutzen für die Gemeinschaft im Fokus, das heißt Arbeit ausführen, ohne eine Gegenleistung zu erwarten. Zum anderen spielen egoistische Motive eine Rolle. Ehrenamtliche Mitglieder machen Sinneserfahrungen, geben dem Leben eine Richtung, betätigen sich sinnvoll und bauen sich neue Perspektiven auf, in denen das Bedürfnis nach sozialer Eingebundenheit gestillt wird. Gleichzeitig wird das Lernen und Anwenden beruflicher Qualifikationen gefördert. Nicht vergessen werden sollte jedoch, dass der Spaß an der Tätigkeit die Menschen zum Ehrenamt bringt und sie langfristig bindet (vgl. Dr. Moschner, 2002).

## 3.3 Zufriedenheit im Ehrenamt

Wie stark sollte man die Zufriedenheit der Ehrenamtlich tätigen berücksichtigen? In den Darstellungen von Christoph Behrens kann festgehalten werden: „Je zufriedener Ehrenamtliche mit ihrem ehrenamtlichen Engagement sind, desto eher dürften sie unter sonst gleichen Bedingungen bereit sein, ihre Tätigkeit fortzuführen" (Behrens et al., 2018, S. 1). Durch Befragungen konnte ermittelt werden, dass Sportvereine aktiv etwas unternehmen können, um die Zufriedenheit der Engagierten zu festigen und diese somit langfristig an den Sportverein zu binden. Eine Alternative wäre auch, einen Beitrag zu leisten durch Hilfestellung, Unterstützung durch Hauptamtliche und Bereitstellung von Ressourcen wie Finanzielle Entschädigungen und Räumlichkeiten (vgl. Behrens et al., 2018). Es kann also behauptet werden, dass Unterstützung und Anerkennung der ehrenamtlichen Tätigkeit ausschlaggebend für die Zufriedenheit der engagierten Menschen sind. Thomas Röbke zählt einige „Gestaltungsregeln für eine Anerkennungskultur" auf, die im Folgenden genauer beleuchtet werden. Er schildert, dass man die Lebenslage der Engagierten stärker berücksichtigen sollte. Um ein Beispiel zu nennen, kann es für junge Menschen, die einen Ausbildungsplatz suchen, hilfreich sein, wenn sie ihr Engagement mit einem Zeugnis oder Zertifikat nachweisen können. Hingegen suchen Rentner primär nach geselligen Anlässen oder neuen Freundschaften. Des Weiteren muss besonders auf die Motivation der Engagierten geachtet werden. Etwas für die Gemeinschaft tun, sich einbringen und helfen zu wollen, muss demzufolge vor allem mit Anerkennung und Dankbarkeit belohnt werden. „Am attraktivsten ist ein Ehrenamt dann, so ist meine Erfahrung, wenn das Dankeschön zuallererst vom Gegenüber kommt: vom Kind, dass begeistert mitmacht, [...] vom Vereinsamten, der einen Gesprächspartner sucht" (Röbke, 2005, S.8). Im nächsten Punkt wird auf die Zeitressourcen der Engagierten eingegangen. Um Tätigkeiten sinnvoll zu koordinieren sind Besprechungen und Vereinssitzungen zwar notwendig, dennoch sollte eine Sitzung nur dann einberufen werden, wenn die anstehenden Aufgaben von Relevanz sind, denn mit der kostbaren Zeit der Freiwilligen sollte schonend umgegangen werden (vgl. Röbke, 2005).

## 3.4 Fort- und Weiterbildung im Sport

Es lässt sich festhalten, dass wie im Beruf als auch im Sport Weiterbildungen eine hohe Priorität haben. Das Ziel liegt vor allem darin, neue und unerfahrene freiwillig Engagierte auf die kommenden Betreuungsaufgaben, sowie Organisationen im Verein vorzubereiten. Doch auch für die bestehenden Vereinsmitglieder soll die Chance nicht verwehrt werden, sich neues Wissen anzueignen. Der Wunsch nach mehr Fachlichkeit rückt im Sinne einer wachsenden Professionalisierung in Sportvereinen weiter in den Vordergrund. Hierbei heben sich zwei Einsatzbereiche der Mitarbeiter besonders hervor: „Im Zuge des Wandels zur modernen Organisationsgesellschaft [...] werden im Vereinsvorstand neue Fähigkeiten, wie Management und Marketing [...] immer wichtiger" (Rauschenbach, 1996, S. 69). Der weiteren lässt sich ein Bereich in Ausübung und Betreuung finden. In Übereinstimmung mit der Differenzierung des Sportangebots steigt die Komplexität der Aufgaben und somit die hohen Anforderungen an die Mitarbeiter und deren Kompetenzen (vgl. Beher et al., 2000). Fortbildungen sollten verstärkt im Bereich der Personalentwicklung stattfinden, um damit auf die Gewinnung, Bindung und die Motivation der ehrenamtlichen Mitarbeiter abzuzielen. Besonders Wert gelegt, wird auf das eigene gegliederte Aus- und

Weiterbildungssystem, das den Mitarbeitern im Sportbereich zur Verfügung steht. „Die Struktur des Aus- und Fortbildungswesens orientiert sich an wesentlichen Aufgabenfeldern der Sportorganisationen, wie Leistungs-, Spitzen- und Breitensport, sowie den Bereichen der Gesundheit/Prävention, Rehabilitation, Organisation/ Management/Öffentlichkeitsarbeit und Jugendbetreuung" (Beher, 2000, S. 181).

## 3.5 Schule und Sportverein

Die Schulentwicklung und das Schulsystem haben sich in den letzten Jahren stark verändert. Durch Einführung von Ganztagesschulen, Verkürzung der Schulzeit am Gymnasium „G8" und der „empirischen Wende" der Schulentwicklungsdebatte hat sich der Zeitaufwand der Schüler*innen, den sie der Schule widmen müssen, erhöht (vgl. Prof. Dr. Neuber, 2009). Außerdem ist laut Sabine Pester: „das System [...] unfassbar leistungsorientiert und lässt keinerlei Freiraum für anderweitiges Lernen. Gerade im Verein lernen Jugendliche sehr viel, wenn sie zum Beispiel kleinere Aufgaben übernehmen." (Schwäbische Zeitung, 2021). Durch mangelnde Freizeit sinkt jedoch die Motivation der Schüler*innen, sich außerhalb der Schule anderweitig zu engagieren. Aufgrund der Entwicklung der Schulen und dem erhöhten Zeitaufwand der Schüler*innen, wurde nach der Haltung der Trainer*innen zu Kooperationen mit Schulen und inwiefern die Vereine der jeweiligen befragten Trainer*innen mit Schulen kooperieren, erfragt. Daraus konnte man Informationen über die Wichtigkeit und den Stellenwert von Kooperationen mit Schulen festhalten.

## 3.6 Anwerbung von neuen Mitgliedern

Im Bereich "Bewegung und Sport" ist zu erkennen, dass die Quote an ehrenamtlichem Engagement kontinuierlich sinkt. Zwischen 2004 und 2009 lässt sich ein sukzessiver Rückgang erkennen, der sich erheblich dynamisiert hat. Ungeachtet der Tatsache, dass die Engagement-Quote in der Bevölkerung stabile 36% betrug. „Während sich im Jahr 1999 noch 11,2% der Bevölkerung im Sportbereich engagierten und im Jahr 2004 die Quote geringfügig auf 11,1% sank, ging das [...] Engagement der ab 14-Jährigen im Jahr noch weiter auf 10,1% zurück." (Braun, 2011, S. 33). Auf den ersten Blick mag dieser Rückgang sehr unbedeutend erscheinen, da es in etwa 1% im Fünfjahreszeitraum sind. Allerdings ist anhand der Absolutzahlen zu erkennen, dass es sich um circa 650.000 engagierten Menschen handelt. Im Anschluss daran lässt die hohe Vereinsanbindung des Engagements die betroffenen Sportvereine, diese Verluste spüren, primär im Hinblick auf ihre wichtigste Ressource zur Leistungsstellung. „Denn die überwiegende Mehrheit der lokalen Sportvereine erstellt seine Leistungen durch [...] freiwillig Engagierte, während der ohnehin schon vergleichsweise geringe Anteil von Vereinen [...] die berufsförmige Mitarbeiterverhältnisse unterhalten, den letzten Jahren zunehmend rückläufig ist", so Braun (Braun ,2011, S.33). Nun sollte man sich die Frage stellen, wie man neue Mitglieder für das Ehrenamt gewinnen kann und wie bereits im Ehrenamt tätige Menschen zu ihrer Arbeit gekommen sind. Befunde machen deutlich: Vor allem durch die persönliche Ansprache in dem sportbezogenen Umfeld und die Eigeninitiative der Engagierten, erklären sich immer mehr Menschen dazu bereit, gemeinnützige Arbeit auf freiwilliger Basis anzunehmen. Fast zwei Drittel gaben bei der Umfrage an, dass sie persönlich gefragt bzw. angeworben wurden. Dabei fällt auf, dass es über alle drei Messpunkte hinweg Freunde oder Bekannte waren, die den Anstoß zum Ehrenamt vorantrieben. „Berücksichtigt man zudem, dass […] jede fünfte Person führt auf, dass bereits aktive Familienmitglieder den Anstoß […] gaben, dann deuten die Befunde insgesamt darauf hin, dass das unmittelbare soziale Bezugssystem der Freunde und Familie einen bedeutsamen Einfluss hatte" (Braun, 2011, S. 41). Zu einem Drittel handeln Freiwillige aus eigener Initiative, die durch eigene Erlebnisse oder Erfahrungen sich zum Engagement in ihrem Sportbereich motivieren können. Dies geschieht beispielsweise, wenn man jahrelang selbst in dem Verein aktiv war und weiterhin mit dem Sportverein durch die ehrenamtliche Arbeit verbunden bleiben möchte (vgl. Braun, 2011). Hiernach sollte man sich die Frage stellen, warum es dennoch so schwer ist, engagierte Leute für den Verein zu finden. Unter anderem beschreibt Mark Snyder, dass Personen eher eine ehrenamtliche Tätigkeit aufnehmen, wenn ihre individuellen motivationalen Bedürfnisse befriedigt werden. Diese sind nicht bei allen Personen beständig und in gleichem Maße ausgeprägt. Beim Werben fürs Ehrenamt müssen also die spezifischen Motivationen der Adressaten angesprochen und erreicht werden (vgl. Synder et al., 2001). „Mit ausgewählten Untersuchungen konnte gezeigt werden, dass Überzeugungsversuche dann Aussicht auf Erfolg haben, wenn sie die spezifische Motivation anzusprechen vermögen, die dem individuellen Verhalten oder der individuellen Einstellung unterliegen" (Snyder et al., 2001, S.24).

## 3.7 Ehrenamt und Corona

Im Jahr 2020 änderte sich durch die Krankheit COVID 19 die Situation für die Sportvereine. Ein Verein ist bekannt für Zusammenhalt und stellt einen Ort dar, durch diesen man die Freude am Sport ausleben und mit anderen teilen kann. Doch im März 2020 wurde durch die Auswirkung der COVID-19-Pandemie das gemeinsame Sporttreiben, insbesondere der Geselligkeitsaspekt und der soziale Austausch, sehr stark eingeschränkt und war über Monate kaum bis gar nicht möglich (vgl. Breuer et al., 2021). Bis heute ist noch keine Normalität in Sportvereinen und im Ehrenamt zurückgekehrt, darum war es essenziell bei den Interviewpartner*innen zu erfragen, inwiefern sich die Folgen der COVID-19-Pandemie auf die Mitgliederzahlen, die Summe der Trainer*innen und dem Trainerdasein ausgewirkt haben. Die Kommunikation erfolgte eine Zeit lang ausschließlich online und der persönliche Kontakt zwischen den Vereinsverantwortlichen war eingeschränkt, sodass ein Informationsaustausch nur schwer möglich war.

**Tab. 21:** Veränderung der Taktung der Vorstandssitzung der Vereine im 1. und 2. Lockdown (Anteil an Vereinen, bei denen sich die Taktung änderte, in %).

| | Veränderte Taktung der Vorstandssitzung im 1. Lockdown | Veränderte Taktung der Vorstandssitzung im 2. Lockdown |
|---|---|---|
| | Anteil an Vereinen, bei denen sich die Taktung änderte (in %) | |
| Deutlich seltener | 59,3 | 61,0 |
| Seltener | 30,2 | 26,4 |
| Häufiger | 7,4 | 9,8 |
| Deutlich häufiger | 3,1 | 2,8 |

Auswirkungen der COVID-19-Pandemie auf die Sportvereine in Deutschland

Abbildung 2: Veränderung der Vorstandsitzung der Vereine im 1. und 2. Lockdown (Bundesinstitut für Sportwissenschaft, 2021, S. 22)

Die Taktung der Vorstandssitzungen hat sich bei vielen Sportvereinen im ersten und zweiten Lockdown verändert. Zwei Drittel der Vereine (62,4 %) gaben an, ihre Taktung im ersten Lockdown verändert zu haben, während 42,7 % der Vereine ihre Taktung im zweiten Lockdown änderten. In der Tabelle ist zu erkennen, dass die Mehrheit der Vereine deutlich weniger Vorstandssitzungen durchgeführt haben als vor der Pandemie (vgl. Breuer et al., 2021). Aufgrund der Einschränkungen der sozialen Kontakte und den besonderen Umständen wurde bei den Interviewpartner*innen erfragt, wie der Kommunikationsaustausch stattgefunden hat und wie sie den Umgang mit möglichen Komplikationen bewältigt haben.

# 4. Methode

Das Wort „Methode" stammt aus dem Altgriechischen und bedeutet so viel wie „nachgehen" oder „verfolgen". Umgangssprachlich ist eine Methode ein planmäßiges Verfahren, um ein bestimmtes Ziel zu erreichen. …. Im Kontext der Wissenschaft ist eine Methode in erster Linie erkenntnistheoretisch zu verstehen: Methoden liefern, vorausgesetzt alles läuft planmäßig, einen mehr oder weniger abgesicherten und transparenten Erkenntnisweg. Die Methode bestimmt die Art und Weise, wie oder auf welchem Weg Wissen „gewonnen" wurde (Was sind Methoden, o.D.).

Dadurch wird ein konkreter Ablauf der Forschung gewährleistet. Im folgenden Abschnitt wird die Vorgehensweise der Forschung anhand des Forschungsdesign, der Stichprobe, der Datenerhebung und der Datenauswertung genauer erklärt.

## 4.1. Forschungsdesign

Das Forschungsdesign – häufig auch Untersuchungsanordnung genannt – umfasst im weiten Verständnis die Beantwortung mehrerer Fragen: Wann, wo, wie und wie oft müssen die empirischen Indikatoren an welchen Objekten erfasst werden, um die formulierten Hypothesen prüfen zu können (z. B. Westle 2009c, S. 133; ähnlich auch Schnell et al. 2013, S. 199; Stein 2014, S. 138). In Anlehnung an Diekmann (Diekmann, 2011, S. 194) lassen sich bei einem engeren Verständnis des Forschungsdesigns drei zentrale Entscheidungen unterscheiden: Erstens muss in Abhängigkeit von den formulierten Hypothesen die Untersuchungsebene festgelegt werden. Zweitens muss die Untersuchungsform geklärt werden und drittens muss die Häufigkeit der Datenerhebung spezifiziert werden (Tausendpfund, 2018).

Unser Forschungsdesign im Rahmen des Forschungsprojektes besteht aus einer Qualitativen Studie mittels leitfadenorientierten Interviews. Dabei wird die qualitative Forschung durch Theorieentwicklung, also durch das systematische Analysieren der Interviews, definiert. Daraus leiten wir aus typischen Fragestellungen wie zum Beispiel: „Warum gibt es so wenig Mitarbeiter*innen?", eine präzisere Frage ab, die wie folgt lauten könnte: „Was sind die Gründe, warum in Sportvereinen immer weniger Menschen bereit sind, ehrenamtlich zu arbeiten?"

Um für jeden Außenstehenden den Ablauf nachvollziehbar zu machen und zu begründen, wird jeder Schritt einer Untersuchung für den Leser offengelegt, dadurch wird die Transparenz in der Wissenschaft sichergestellt. Deshalb spielt Integrität in der qualitativen Forschung eine große Rolle, weil jede Interpretation unvermeidlich subjektiv ist (vgl. Mayring 2002).

Die Interpretation der Datenmaterialien muss überprüfbar sein, das bedeutet, argumentativ und im besten Fall mit Beweisen begründet. Um in unserem Forschungsbericht eine vollständige Transparenz zu erzielen, dokumentieren wir unsere Erhebungs- und Auswertungsmethoden sowie Probleme und Entscheidungen, die während der Untersuchung auftauchen und belegen diese dementsprechend (vgl. Mayring 2002).

Der Auswertungsprozess ist, ganz im Sinne von Inhaltsanalysen, geprägt von einem festen und regelgeleitenden Vorgehen. Für die Auswertung der Interviews wird die, von der Hochschule bereitgestellten, Forschungssoftware MAXQDA verwendet. Diese unterstützt den Auswertungsprozess der Daten in Bezug auf die Kategorienfindung.

## 4.2 Stichprobe

Eine Stichprobe ist definiert als eine Teilmenge einer Population oder Grundgesamtheit, welche unter bestimmten Gesichtspunkten ausgewählt worden ist. Standardgemäß wird eine Stichprobe einer bzw. mehreren Untersuchungen und Erhebungen unterzogen, diese sollen etwas über die Grundgesamtheit der aus der Stichprobe entnommenen Ergebnisse aussagen (Kauermann, Küchenhoff, 2011).

In der hier vorliegenden Forschungsarbeit wurde für die Evaluation von jeder Person der Forschungsgruppe die jeweiligen Trainer*innen befragt. Die Auswahl der Stichprobe wurde dabei teilweise eingerahmt, da sich jede*r Gruppenteilnehmer*in eine*n Trainer*in als Interviewpartner*in selbstständig aussuchen konnte. Als einzige Voraussetzung mussten die Trainer*innen mindestens drei Jahre im Ehrenamt tätig sein.

Eine Stichprobenerhebung (Teilerhebung) als Alternative zur Vollerhebung wird angewandt, wenn die Untersuchung aller Individuen oder Objekte einer Grundgesamtheit nicht praktikabel ist. Das ist bei umfangreichen Grundgesamtheiten der Fall oder dann, wenn die Stichprobenelemente durch die Untersuchung unbrauchbar gemacht werden, wie es vielfach bei der Qualitätsprüfung der Fall ist.

Jede Stichprobe ist durch zwei Merkmale gekennzeichnet: Ihre Größe (Stichprobenumfang, Stichprobengröße) und das verwendete Auswahlverfahren (Stichprobenart). Soll die Stichprobe repräsentativ für ihre Grundgesamtheit sein, muss das angewandte Auswahlverfahren bestimmte Bedingungen erfüllen und eine Mindeststichprobengröße vorhanden sein (Kauermann, Küchenhoff, 2011).

Aufgrund der Größe der Stichprobe, ist jedoch zu beachten, dass eine Verallgemeinerung der Ergebnisse nur in einem sehr geringen Maße möglich ist.

Bei der Wahl des Samples dieser Forschungsarbeit musste demnach nicht primär darauf geachtet werden, die Repräsentativität für eine Grundgesamtheit zu gewährleisten. Vielmehr sollten Erkenntnisse darüber gewonnen werden, welchen Gründe das fehlende Ehrenamt in den verschiedenen Vereinssportarten hat und wie die individuelle Herangehensweise durch die Trainer*innen erfolgt.

Es handelt sich hierbei also um keine repräsentative Studie. Die Befragung der Trainer*innen erfolgte als halbstandardisiertes Interview mittels Interviewleitfaden. Um noch zusätzlich Informationen über die Trainer*innen und deren Hintergrund zu erlangen, wurde uns im Vorfeld ein einheitlicher Kurzfragebogen zur Verfügung gestellt, den jede*r Teilnehmer*in vor oder nach der Durchführung des Interviews ausfüllen sollte.

## 4.3 Vorgehen und Limitation bei der Fallauswahl

Bei der Suche nach einer geeigneten Person wurde zunächst festgestellt, dass es für einen Teil der Forschungsgruppe Probleme bei der Personensuche gab. Die Kriterien des Forschungsprojektes führten dazu, dass die Auswahl auf eine kleinere Gruppe von uns zutreffenden Trainer*innen beschränkt wurde.

Demzufolge stellt sich das Sample der ehrenamtlichen Mitglieder aus folgenden Sportarten zusammen: Handball, Tennis und Fußball. Somit bildet sich ein breit angelegtes Forschungsfeld, bei dem wir verschiedene Zusammenhänge und Verknüpfungen zwischen den unterschiedlichen Tätigkeitsbereichen aufzeigen.

Betont wird, dass die Interviewpartner*innen vor allem über Fachwissen des spezifischen Forschungsfeldes verfügen, Zeit für die Befragung finden und Bereitschaft zur Teilnahme aufbringen sollten (vgl. Merkens, 1997, S. 97 ff.).

Entsprechend dieser Kriterien beschränkte sich die Suche nach Forschungsteilnehmer*innen vorwiegend auf den Bekanntenkreis sowie das nähere Umfeld. Die Durchführung einer qualitativen Studie wurde automatisch mit einem erhöhten Zeitaufwand verbunden. Unser Stichprobenumfang betrug n=6, mit vier Trainer*innen aus dem Handballsport und je ein*e Trainer*in aus den Sportarten Tennis und Fußball. Der vorgegebene zeitliche Rahmen umfasste gesamt Vier Monate. In diesem Zeitraum wurden die Durchführung und Analyse der Interviews vorgeschrieben. Wobei sich die Abwicklung der Interviews auf zwei Wochen, zwischen dem 22.11.2021 und dem 05.12.2021 beschränkte.

Nach diesem Zeitplan sollte eine vollständige Auswertung der Aufnahmen, die Transkription ausgeschrieben und eine Ergebnisdarstellung mit der Gruppe erstellt werden.

Durch den limitierten Stichprobenumfang von sechs Personen ergab sich eine begrenzte Anzahl an Fällen, die untersucht und bearbeitet werden konnten. Bei der Durchführung einer qualitativen Studie kann man trotz einer geringen Stichprobengröße, ein relativ repräsentatives Ergebnis darstellen.

## 4.4 Zusammensetzung des Samples

Die Fallsammlung setzt sich aus fünf Trainern*innen aus dem Bereich der Mannschaftssportarten und einem aus dem Marketing zusammen (siehe Tabelle 1). Trainer 1 ist männlich, 39 Jahre alt und ist hauptberuflich als Abteilungsleiter/Supply-Chain Management tätig. Im Verein HC L. trainiert er die Damenmannschaft im Handball mit laufenden drei Jahren Vereinserfahrung. Erworben hat er zudem die C&B Lizenzen und ist Übungsleiter mit der Aussicht auf die A-Lizenz. Verglichen mit den anderen Trainern hat er den höchsten Zeitaufwand mit 15 Stunden pro Woche. Allerdings ist er selbst nicht mehr sportlich aktiv.

Unsere nächste interviewte Person hat einen umfangreichen Wissensstand. Sie ist gerade mal 27 Jahre alt und hat schon den Master im Bereich Marketing abgeschlossen. Seither liegen ihre Aufgaben im Verein TC I. in der Jugendförderung, Neugewinnung von Mitgliedern, Vereinsinterne Organisation von Tenniscamps, offenes Training für Kinder, Mannschaftsmeldung, Sprachrohr zwischen Eltern, Kindern und Verein. Zudem bringt Sie Erfahrung und Leidenschaft sowohl aus Spielersicht als auch von der Trainerseite. Anlass dafür ist ihre fortlaufende aktive Teilnahme am Sport. Bislang hat sie drei Fortbildungen in den Bereichen: Marketing, Social Media und Technik vom Tennis besucht. Für den Erwerb einer Trainerlizenz fehlte ihr die Zeit. Abschließend hat sie den geringsten wöchentlichen Zeitaufwand von allen Trainern mit zwei Stunden.

Als nächstes kommen wir zu unserem jüngsten Interviewpartner, mit 21 Jahren. Er bringt mit neun Monaten am wenigsten Erfahrung als Jugendtrainer mit und ist zudem als aktiver Spieler im Verein tätig. Mit wöchentlichen sieben Stunden Zeitaufwand ist er knapp über dem Schnitt der befragten Trainer*innen. Er kann eine allgemeine Trainerschulung und eine Fortbildung im Jugendfußball vorweisen.

Der älteste Trainer ist Trainer 4 mit 55 Jahren. Er ist seit 15 Jahren als Jugendtrainer im TSG L. im Handballsport tätig. Durch eine Verletzung, die er sich als Aktivenspieler zugezogen hatte, gab er seine Rolle als Spieler auf und wechselte in den Trainerstab des Vereins. Durch seinen späten Wechsel bringt er viel eigene Erfahrung als Spieler mit, allerdings hat er keine Weiterbildungsmöglichkeiten in Anspruch genommen.

Als nächstes kommt ein Mitglied eines hier ansässigen Vereins im Schussental. Trotz seiner jungen 24 Jahre, hat er schon die C und B Lizenzen absolviert. Als ehemaliger Schiedsrichter hat er zudem viele weitere Qualifikationen im Handballsport vorzuweisen. Im Verein ist er als Vorstandsmitglied und als Jugendtrainer tätig und investiert rund sechs Wochenstunden. Zudem treibt er noch selbst Sport.

Abschließend kommen wir zu unserer letzten Trainerin. Diese ist im selben Verein tätig wie Trainer 4. Sie ist auch Jugendleiterin und kann über 30 Jahre an Erfahrung vorweisen. Wie die meisten Trainer*innen, hat auch Sie die C Lizenz erworben. Zusätzlich hat Sie vier Fortbildungen im Bereich Kinderhandball: „Return to Court" erfolgreich beendet und eine Schiedsrichterausbildung absolviert. Im Vergleich zu den anderen Trainern hat sie mit fünf Stunden einen etwas geringeren Zeitaufwand und ist somit unter dem Durchschnitt.

*Tabelle 1: Infos zu den Interviewteilnehmer*innen (eigene Darstellung)*

| Interview | 1 | 2 | 3 | 4 | 5 | 6 |
|---|---|---|---|---|---|---|
| Alter | 39 Jahre | 27 Jahre | 21 Jahre | 55 Jahre | 24 Jahre | 44 Jahre |
| Geschlecht | Männlich | Weiblich | Männlich | Männlich | Männlich | Weiblich |
| Beruf | Abteilungsleiter/ Supply-Chain Management | Masterandin im Bereich Marketing | Mechatroniker | Untätig | Techniker/ Maschinenbau | Disponentin |
| Sportart | Handball | Tennis | Fußball | Handball | Handball | Handball |
| Aufgabe im Verein | Trainer Damen Mannschaft | Jugendförderung, Mitgliederneugewinnung, Vereinsinterne Organisation von Tenniscamps & offenes Training für Kinder, Mannschaftsmeldung, Sprachrohr zwischen Eltern/ Kindern und Verein und Tennisschule | Jugendtrainer | Jugendtrainer | Aktiven Vorstand und Jugendtrainer | Jugendleiterin |
| Seit x Jahren tätig | 3 Jahren | 12 Jahren | ¾ Jahr | 15 Jahren | 10 Jahren | 30 Jahren |
| Wöchentlicher Zeitaufwand | 15 Stunden | 2 Stunden | 7 Stunden | 5 Stunden | 5 Stunden | 5 Stunden |
| Trainerlizenz | C & B Lizenzen und Übungsleiter | Drei Fortbildungen in den Bereichen: Marketing, Social Media, Technik von Tennis | Allgemeine Trainerschulung; Fortbildung im Jugendfußball | Keine | C & B Lizenzen; Schiedsrichter-ausbildung; weitere diverse Qualifikationen | C-Lizenz; Vier Fortbildungen im Bereich Kinderhandball: „Return to Court"; Schiedsrichteraus-bildung |

## 4.5 Datenerhebung

Datenerhebung ist ein wichtiger Grundbaustein und bildet die Basis jeder Forschung. Diese erfolgte durch strukturierte Herangehensweisen, um daraus repräsentative Ergebnisse zu generieren. Es wurden Trainer*innen aus dem engeren Umfeld kontaktiert, welche sich bereit erklärten, mit Ihren Kompetenzen und Erfahrungen zur Verfügung zu stehen. Daraus ergab sich die Möglichkeit, die Angaben von Trainer*innen aus den Sportarten Handball, Tennis und Fußball miteinander zu vergleichen und Gemeinsamkeiten festzustellen. Nach den ersten schriftlichen oder mündlichen Anfragen, in der nur die groben Rahmenbedingungen der Studie angegeben wurden, fanden sich schnell Trainer*innen, die sich dazu bereit erklärten, ein Interview durchzuführen. Danach konnten wir mit den Zusagen Termine für die Durchführung der Interviews vereinbaren. Die Befragungen fanden in persönlichen

Treffen, also "Face-to-face" oder pandemiebedingt online, über Zoom-Meetings statt. Um eine einheitliche Befragung zu gewährleisten, bekam jede*r Interviewleiter*in denselben Leitfragebogen. Somit wurden am Ende der Auswertung die Ergebnisse unter den gleichen Gesichtspunkten vergleichbar gemacht. Um möglichst geringen Einfluss auf die Antworten der Trainer*innen einzuwirken, haben wir offene Fragen gestellt. Nach den theoretischen Vorüberlegungen und Recherchen zum Ehrenamt entstanden einzelne Kategorien, aus denen sich Fragen formten. Eine Diskussion fand mit allen beteiligten Studierenden in einem Zoom-Meeting statt. Aus den finalen Gattungen erstellte die Forschungsgruppe eine bestimmte Reihenfolge. Diese unterteilte sie wiederum in Unterpunkte zu den jeweiligen Rubriken. Somit ergab sich eine Struktur und es gewährleitete eine genaue Einordnung der Fragestellungen. Darauffolgend haben wir in Kleingruppen die Interviewleitfragen formuliert und verfeinert, die näher an die Beantwortung der Forschungsfrage hinführen sollten. Nachdem das Gerüst des Leitfadens finalisiert und somit eine strukturierte Ordnung stattfand, legten wir zuletzt die Reihenfolge der Fragen fest. Nach erfolgreicher Zusammensetzung der Fragen, fand ein Vergleich der jeweiligen Leitfragen mit Studierenden aus den anderen Forschungsgruppen statt.

Anhand der dadurch entstandenen Argumentationen prüfte man alle Fragestellungen, die zur Beantwortung der Forschungsfrage nötig waren, auf ihre Richtigkeit. Folglich fanden intern in den Forschungsgruppen Optimierungen oder Verbesserungen der Leitfragen statt, um eine hohe Reliabilität zu gewährleisten. Ein besonders großes Augenmerk lag darauf, keine suggestiv oder geschlossen formulierten Fragen zu stellen. Somit wurde die eigene Meinung der Trainer*innen sichergestellt.

Da ein Großteil der Interviewleiter*innen noch keinerlei Erfahrungen im Bereich Interview Führen und Auswerten, gesammelt hatten, war es eine ungewohnte Situation. Der fertige Leitfaden bestand aus offenen Fragen, die klar formuliert waren, um ein gutes Verständnis sicher zu stellen. Dadurch bekamen wir, wie oben schon erwähnt ungezwungene Antworten, die dem persönlichen Wissensstand und jeweiligen Erfahrungen entsprach. Hierbei kamen allerdings die Problematiken der vorliegenden Fragestellungen zu tragen. Durch den großen Interpretationsspielraum mussten wir als Interviewleiter*innen darauf vorbereitet sein, manchmal einzugreifen, um eine präzisere Antwort in einem bestimmten Rahmen zu bekommen. Dies sollte allerdings ohne eine Störung des Redeflusses geschehen. Um einen fließenden Gesprächsablauf von Beginn an aufzubauen, wurde zum Einstieg mit einfachen Fragen gestartet. Diese gewährleisteten einen guten Auftakt in das Interview und führten damit zum Nachlass der, anfangs noch vorhandenen Nervosität.

Anbei legten wir den Fragebogen und die Einverständniserklärung für die entsprechenden Trainer*innen vor, welchen wir von unserem Dozenten bekommen hatten. Als Einstieg folgten allgemeinere Fragen über das Ehrenamt und das fehlende Engagement in den verschiedenen Vereinen. Welche Motive dazu führten und wie das Interesse zukünftig erhöht, und kurzfristig gesehen, verbessert werden könnte. Im Verlauf des Gesprächs kristallisierte sich schnell heraus, dass ein Teil der Fragen neu formuliert, werden mussten, da diese teils zu offen und zu ungenau verfasst waren. Das führte zu vermehrtem Nachfragen der Interviewpartner, die ohne Einfluss des

Interviewers, eine Antwort ihrer persönlichen Meinung geben sollten. Nach Festlegung des Ablaufes der Befragung, bekamen die Interviewpartner*innen zusätzliche Dokumente, wie Kurzfragebogen und Datenschutzvertrag.

Die Kategorien stellen sich wie folgt zusammen:

- Die erste Hauptrubrik wäre, Wege ins Ehrenamt. Dieser gehören alle Fragen und Antworten an, wie man zum Ehrenamt gefunden hat und welche Hintergründe dazu geführt haben.

- Daraufhin folgt das Tätigkeitsprofil, wodurch folgende Unterkategorien festgelegt: Zeitpunkt des Beginns, Dauer, die Vereinsaufgaben, sowie sonstige ehrenamtliche Beteiligungen. Hier wurden alle grundlegenden Daten des Trainers erfasst

- Als nächstes die Vereinbarkeit, diese bildet eine weitere Form der Unterordnung von Fragen und Antworten. Dort wurde betrachtet, wie die gemeinnützigen Tätigkeiten mit Ihrem privaten Leben interagieren.

- Folgende Unterkategorien wie, Weiterbildungsmöglichkeiten, Erfahrungen und Anerkennung der eigenen Leistung bilden den Bereich der Kompetenzen. Damit wird ermittelt, wie die Trainer*innen ihre Eigenschaften und Fähigkeiten einbringen, welche sie zur Ausübung ihres Ehrenamtes benötigen.

- Wie der Verein systematisch aufgebaut ist und aus wie vielen Mitgliedern er besteht, ist dem Punkt der Struktur untergeordnet.

- Fragen, die die Gründe und Möglichkeiten für die Erhaltung und Entwicklung von Gemeinnützigen Institutionen und ihren Problemen betreffen, in Ehrenamt und Gesellschaft klassifiziert.

- Aus aktuellem Anlass haben wir alle Veränderungen, die während oder durch die Pandemie aufgetreten sind, unter dem Punkt Corona gelistet.

- Zum Abschluss setzt sich unsere letzte Kategorie aus der Thematik Social Media zusammen. Diese haben wir ergänzend zu unserem Modell eingefügt.

Die verschiedenen Aufnahmemöglichkeiten wurden individuell mit den jeweiligen Trainern besprochen und ausgewählt. Bei den persönlichen Gesprächen fanden größtenteils Smartphones oder ähnliche Aufnahmegeräte Ihre Verwendung. Dies erleichterte uns die Interviews zu transkribieren und Wort für Wort wiederzugeben. Bei den digitalen Befragungen standen uns Smartphones mit Aufnahmeprogrammen zur Verfügung.

Vor dem Interview wurde ein Termin vereinbart, an welchem sich die Teilnehmer*innen persönlich oder digital getroffen haben. Bei einem privaten Treffen wählte man den Ort, falls dies möglich war, atmosphärisch angemessenen und ruhig aus.

Nach dem Abschluss der Vorbereitungsphase für die Interviews, folgten die Gespräche (Tabelle 2), welche im Zeitraum vom 22.11.2021 und 05.12.2021 stattfanden. Angefangen mit einer Begrüßung und kurzen Vorstellung, fanden die ersten Fragen statt, diese sollten die Interviewpartner*innen vorerst dazu anregen, von sich aus etwas zu erzählen, um die Stimmung aufzulockern. Daraufhin folgte eine chronologische Abarbeitung des Leitfadens.

Falls Informationen zu Fragen, die erst später im Leitfaden kamen, gegeben wurden, hat man diese vorgezogen, ohne den Verlauf des Dialogs weiterhin zu stören. Sofern die Antworten nicht präzise genug waren, erweiterten wir diese durch weiteres Nachfragen. Somit erreichte man eine vollständige Darlegung und eine präzise Antwort auf die Problemstellungen.

Da der Leitfaden und die Struktur der gestellten Fragen, in den jeweiligen Interviews, nahezu identisch waren, folgte die Gliederung mit dem gleichen roten Faden, um daraus schließlich die einzelnen Kategorien bei der Auswertung einfacher vergleichbar zu machen.

*Tabelle 2: Stichworte zur Ergebnisdarstellung (eigene Darstellung)*

| Interview | 1 | 2 | 3 | 4 | 5 | 6 |
|---|---|---|---|---|---|---|
| Dauer (Minuten) | 26 Minuten 34 Sekunden | 28 Minuten 14 Sekunden | 24 Minuten 36 Sekunden | 26 Minuten 53 Sekunden | 17 Minuten 16 Sekunden | 20 Minuten 8 Sekunden |
| Durchführung Interview (Datum) | 27.11.2021 | 22.11.2021 | 26.11.2021 | 25.11.2021 | 04.12.2021 | 26.11.2021 |
| Live | X | | | X | X | X |
| Zoom | | X | X | | | |
| Ort | Hard, Österreich | Immenstaad, Lipbach | Belsenberg, Künzelsau | Leutkirch | Ravensburg | Regieraum Hochschule |

## 4.6 Datenauswertung

Um die Forschungsfrage beantworten zu können, wurden die gewonnenen Daten aus den Interviews nun mithilfe der qualitativen Inhaltsanalyse von Mayring überarbeitet. Anhand der erhobenen Daten und ergänzenden Informationen, bildete man ein Fazit zur Forschungsfrage.

Die Grundidee dieses inhaltlich-strukturierenden Verfahrens besteht darin, "die „Texte systematisch (zu) analysieren, indem sie das Material schrittweise mit theoriegeleiteten Materialentwickelten Kategoriensystem bearbeitet" (Mayring, 2002, S.114).

Zu Beginn der Auswertung wird festgelegt, welche Materialien und Daten zur Analyse verfügbar sind. In unserem Fall werden die transkribierten Interviews verglichen. Dabei wurden die Tonaufnahmen bei der schriftlichen Ausarbeitung sprachlich geglättet. Zu Beginn der Auswertung findet eine Festlegung statt, welche Materialien und Daten zur Analyse verfügbar sind. In unserem Fall fand ein Vergleich der transkribierten Interviews statt. Dabei erfolgte eine sprachliche Glättung der Tonaufnahmen bei der Verschriftlichung. Heißt, dass die Interviews in Hochdeutsch und Sprachpausen, sowie Floskeln, wie zum Beispiel „ehm", zu entnehmen sind. Dabei konnte man die Transkripte auf dem MAXQDA Programm sowohl als auch auf einem Word oder Word-ähnlichen Schreibprogramm mit fortlaufender Zeilennummerierung speichern, um damit später in der Ausarbeitung der Ergebnisse genauere Quellen angeben zu können. Als weiterer wichtiger Punkt der Mitschrift ist, die Anonymisierung der Interviewten Personen.

Des Weiteren erstellte unsere Forschungsgruppe ein Ablaufmodell, bei dem die Formulierung der Fragestellungen und der Forschungsablauf gleich zu Beginn konkret feststand. Währenddessen definierte sie zudem die Analyseeinheiten, welche im Verfahrensprozess die genaue Richtung der Analyse vorgeben. Für den weiteren Ablauf der Datenauswertung erfolgte von allen Teilnehmern der Forschungsgruppe eine Nutzung des Programms „MAXQDA", welches uns die Hochschule kostenlos zur Verfügung stellte. Diese Software diente zur erleichterten Transkription, sowie Ausarbeitung mehrerer Interviews oder ähnlichen Aufnahmen. Folgend führte dies zur erleichterten Gegenüberstellung. Durch Kategorien und eventuelle Unterkategorien erfolgte eine strukturelle Auswertung der Interviews. Mayring stellt für die Inhaltsanalyse drei verschiedene Grundtechniken zur Wahl: Zusammenfassung, Explikation und Strukturierung.

Durch die große Menge an Datenmaterial, nutzen wir die Technik der Zusammenfassung. „Ziel der Analyse ist es, das Material so zu reduzieren, dass die wesentlichen Inhalte erhalten bleiben, durch Abstraktion einen überschaubaren Corpus zu schaffen, der immer noch Abbild des Grundmaterials ist " (Mayring, 2002, S. 58).

Auf Grundlage der Forschungsfrage haben sich Selektionskriterien definiert, die zur Bearbeitung des Materials dienen. Unter Berücksichtigung dieser Kriterien bildete sich ein erster Eindruck. Wichtige Inhalte in den Verschriftlichungen wurden markiert, sowie nach und nach in ähnliche Genres komprimiert. Textinhalte die inhaltlich nicht genau zu einem Cluster passen, werden entweder induktiv in eine neue Kategorie gebildet oder ein thematisch ähnlicher Bereich untergeordnet. Diesen Vorgang nennt man auch „Subsumption". Die jeweiligen neuen Genres bzw. Unterkategorien, ergänzte man dann mit einer dementsprechenden Definition.

Die induktive Arbeitsweise bedeutet, dass Kategorien direkt aus dem Textmaterial heraus verallgemeinert abgeleitet werden („bottom-up" Prozess). Nach Bearbeitung des Materials, wird das bestehende System wiederholt überarbeitet und immer weiter auf Unklarheiten und Überlappungen geprüft und korrigiert. Nach jeder Änderung muss das bisher bearbeitete Material geprüft werden, dabei wird beachtet die Originalität der Aussagen zu erhalten, ohne diese zu verfälschen.

Um bestimmte Aspekte aus dem Datenmaterial herauszufiltern, wendet man die strukturierende Inhaltsanalyse an. Das Ziel ist es, die Inhalte der Interviews in Form von Kategorien als Analyseeinheit zu rekonstruieren und damit ein Kategoriensystem zu erstellen, wodurch die Struktur des Datenmaterials offengelegt wird. Anfangs legt man einen Hauptleitfaden fest, auf diese Weise werden die Interviews strukturiert und einheitlich von der Gruppe bearbeitet. Dabei formuliert man anfangs zu den Bereichen Kodierungsregeln, die zur eindeutigen Zuordnung verhelfen sollen. Anschließend ordnen wir thematisch zugehörige Textstellen aus den Interviews diesen Kategorien als Ankerbeispiel zu. Ankerbeispiele sind beispielhafte Zitate aus den Interviewmaterialien, diese zeigen eindrücklich und konkret unter welcher Gruppierung sie fallen.

Bei passenden Textstellen findet eine Zuordnung zum dementsprechenden Thema statt. Offensichtlich wird die Strukturierung im Gegensatz zur Zusammenfassung in einem deduktiven Verfahren dargestellt, da vorab Definitionen festgelegt werden („top-down" Prozess).

„Nachdem man das Material durchgearbeitet hat, wird anschließend „(das) gesamte Kategoriensystem [...] in Bezug auf die Fragestellung und (der) dahinter liegenden Theorie interpretiert [...] " (Mayring, 2002, S. 117).

Im weiteren Verlauf setzen wir die Kategorien sowie einzelne Informationen innerhalb des Interviews in Beziehung. Dabei wird versucht, eine Logik, Verknüpfungen oder relevante Abhängigkeiten zwischen den Antworten herauszuarbeiten. Dadurch sind weniger relevante Bereiche vorhanden, die anfangs nicht direkt zur Antwort der Forschungsfrage dienen, allerdings in Bezug auf die Begründung und Unterstützung anderer Kategorien aufschlussreiche Informationen liefern.

Schlussendlich dient dieses Kategoriensystem „(...) als Ausgangspunkt für die Interpretation des Textes und ist Herzstück der Analyse", (Ramsenthaler, 2013, S.23) um damit die Forschungsfrage zu beantworten.

Der gesamte Forschungsprozess sowie die Dokumentation der Ergebnisse müssen nachvollziehbar gemacht werden, um für Transparenz und Reliabilität zu sorgen. Außerdem beachtet man das Gütekriterium "Triangulation", welches bedeutet, dass die Auswertungsergebnisse mit anderen Studien vergleichbar gemacht werden sollen. Durch diese Reliabilität wird ermöglicht, dass diverse andere Forscher mithilfe der Kategoriendefinitionen dieselben Textstellen in das Kategoriesystem einordnen können.

## 5. Ergebnisdarstellung

Im Folgenden werden wir auf die Resultate der Interviews eingehen und diese darstellen. Die unten abgebildete Grafik (Abbildung) zeigt die am häufigsten verwendeten Wörter und gibt somit einen Überblick über die Aussagen der Interviewteilnehmer*innen.

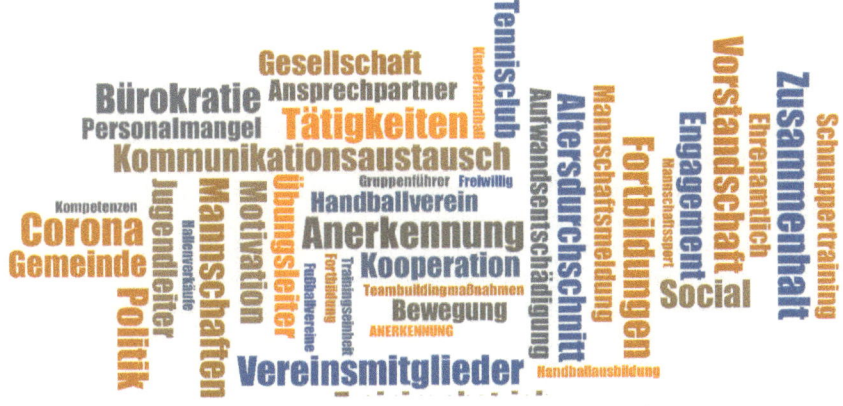

Abbildung 3: Stichworte zur Ergebnisdarstellung (eigene Darstellung)

## 5.1 Wege ins Ehrenamt

### 5.1.1 Einstieg und Hintergrund

Zu Beginn möchten wir darauf eingehen, wie die befragten Personen zu der ehrenamtlichen Tätigkeit gekommen sind. Ein Interviewteilnehmer hat mithilfe eines, schon durch den Verein bekannten Freund, in das Trainerdasein hineingefunden (vgl. Interview 1, Abs. 8). Ebenso hat das eigene Sporttreiben einige der Befragten zu ihrer unentgeltlichen Tätigkeit verholfen (Interview 2, Abs. 4; Interview 4, Abs. 11; Interview 6, Abs. 4). Zwei weitere Teilnehmer*innen wurden konkret von ihren Trainern angesprochen, ob Interesse bestehe, sich ehrenamtlich zu beteiligen (vgl. Interview 3, Abs. 2; Interview 6, Abs. 4). Zudem gab einer der Probanden an, dass er sich „eine Knieverletzung zugezogen" hatte und somit nicht mehr selbst am Spielgeschehen teilnehmen konnte, dahingehend beschloss er sich ehrenamtlich zu engagieren (vgl. Interview 4, Abs. 11). Gleichermaßen fand einer der Beteiligten durch seine Familie zum Ehrenamt, da die „komplette Familie schon in der (Katholischen Jugend) tätig war und viel in der freiwilligen Feuerwehr und dadurch ... das Vereinsleben ... schon ... als Kind vorgelebt wurde" (vgl. Interview 5, Abs. 5).

Des Weiteren wurden die Teilnehmer*innen der Interviews über Ihren persönlichen Hintergrund, sich gemeinnützig zu beschäftigen, befragt. Drei der Interviewten gaben an, dass sie selbst gerne die Sportart ausführen und Spaß am Training haben und dies ihr Beweggrund ist, sich ehrenamtlich zu engagieren (vgl. Interview 1, Abs. 14; Interview 2, Abs. 7; Interview 6, Abs. 6). Die Kinder und Jugendlichen bei ihrem Erfolg zu unterstützen und ihnen die Sportart näher zu bringen, wurde ebenfalls als Motiv genannt, sich freiwillig zu beteiligen (vgl. Interview 3, Abs. 7; Interview 6, Abs. 6). Im Übrigen ist auch "Erfahrungen weitergeben" ein Antrieb im Ehrenposten tätig zu sein (Interview 4, Abs. 24). Zuletzt gab einer der Befragten an, sich unentgeltlich zu engagieren, um den Verein zu unterstützen, da nur so Vereine weiterhin existieren können (vgl. Interview 5, Abs. 6).

## 5.2 Tätigkeitsprofil

### 5.2.1 Zeitpunkt des Beginns und die Dauer

Es wurden insgesamt sechs Personen interviewt. Zwei der Befragten sind seit drei Jahren im Fußball und Tennis ehrenamtlich aktiv (vgl. Interview 1, Abs. 15; Interview 2, Abs. 10). Die anderen vier Teilnehmer*innen sind zwischen zehn und dreißig Jahren im Handballsport beschäftigt (vgl. Interview 4, Abs. 30; Interview 5, Abs. 8; Interview 6, Abs. 8). Eine der Probanden gab an, dass sie in Summe pro Woche 10 bis 15 Stunden an Zeit investiert. Darunter fällt die Vorbereitungszeit, die Durchführung eines Trainings sowie die Spiele am Wochenende (vgl. Interview 1, Abs. 23). Des Weiteren geben zwei der Befragten an, dass sie pro Woche circa fünf Stunden an gemeinnütziger Arbeit leisten (vgl. Interview 4, Abs. 39; Interview 6, Abs. 18).

## 5.2.2 Vereinsaufgaben

Ebenso wurden die Interviewpartner*innen über die Aufgaben, die in einem Verein aufkommen, befragt. Jede*r Trainer*in hat ähnliche Funktionen. Es sind Unterschiede bezüglich der verschiedenen Altersstufen der jeweiligen Mannschaft zu erkennen. Der Befragte aus dem ersten Interview ist der Einzige, der der Arbeit mit Erwachsenen nachgeht. Dazu zählen die Durchführung sowie die Planung des Trainingsbetriebs und die Organisation von Auswärtsfahrten. Außerdem betont er, wie oft der Zeitnehmer und Sekretär, auch genannt das Schiedsgericht, spontan organisiert werden mussten (vgl. Interview 1, Abs. 21). Alle anderen Beteiligten der Interviews sind im Ehrenamt in Kontakt mit Kindern und Jugendlichen. Unter anderem fallen Aufgaben wie die Planung eines Turniers, Schnuppertrainings für Neuzugänge und die Kommunikation zwischen dem Verein und den Eltern, an. Des Weiteren erwähnte die Befragte, die aus dem Tennissport kommt, dass sie speziell für die Technik des Sports, ein sogenanntes Tenniscamp, dass von Tennisschulen angeleitet wird, anbieten (vgl. Interview 2, Abs. 24). Eine kleine Einnahmequelle für einen Verein ist meist eine Kantine mit Getränken, Kuchen und kleinen Snacks (vgl. Interview 4, Abs. 32). Neben der Tätigkeit als Trainer gaben zwei der interviewten Personen an, noch im Hintergrund wichtige Aufgaben zu erledigen. Einer davon ist Ansprechpartner für die Organisation der Spiele, heißt für die Terminfindung, Überschneidungen bei Heimspielen vermeiden und gegebenenfalls ein Spiel absagen (vgl. Interview 6, Abs. 2). Der andere äußert sich: „Mittlerweile bin ich seit zwei Wochen im Marketing von unserem Verein tätig" (Interview 5, Abs. 12). Ebenso sind zwei der interviewten Personen während der Tätigkeit in einem Verein, noch anderweitig ehrenamtlich beschäftigt.

## 5.3 Vereinbarkeit von Beruf und Privatem

Der Teilnehmer aus dem Interview 1 berichtet: „Aus meiner Sicht, ist es eine Frage der Organisation. Solange es Spaß macht, findet man einen Weg" (Interview 1, Abs. 25). Eine gewisse Struktur muss vorhanden sein. Falls ein Match unter der Woche stattfindet, sollte der komplette Tag zeitlich umgeplant werden. Wenn ein Tag länger ausfällt, kann durchaus zu später Stunde ein Training geplant werden (vgl. Interview 1, Abs. 25). Des Weiteren kommentiert ein*e Proband*in, dass eine strikte Trennung nur sehr schwer zu erzielen ist, oftmals „verschwimmt" das berufliche und private Leben miteinander. Dabei muss man beachten, den Fokus auf die momentan anstehende Situation zu legen. (vgl. Interview 5, Abs. 16). Außerdem gibt die Vereinssportlerin aus dem Tennis an, umso mehr Aufgaben anstehen, desto größer ist die Herausforderung. Gerade wenn das Studium mit der Teilzeitstelle und dem Saisonbeginn im Verein sich vermischen (vgl. Interview 2, Abs. 18). Ansonsten stellte einer der Befragten fest, dass gelegentlich eine Diskussion zustande kommt, sei es durch den Druck von Zuhause aus oder wenn vereinsintern mal Überschneidungen bei den Terminen vorzufinden sind. (vgl. Interview 4, Abs. 47).

## 5.4 Kompetenz als Trainer

### 5.4.1 Anerkennung der eigenen Leistung

Die Meinungen der befragten Interviewer*innen sind gespalten, wenn es um die Bewertung ihrer eigenen Leistung beim ehrenamtlichen Engagement geht. Jeder macht es auf seine eigene Art und Weise. Eine Aussage aus dem ersten Interview, die den Begriff der "Trainerkompetenz" darstellt, lautet wie folgt:

> Es gibt noch ein Weg nach vorn und vieles, dass ich noch lernen muss. Davon bin ich überzeugt [...]. In Summe bin ich ganz zufrieden und ich kann beruhigt ins Training gehen. Aber ich glaube, wenn man einmal vollkommen zufrieden ist, hat man ein Problem. [...] Es gibt immer was, wo man sich selbst hinterfragen darf und überlegt, was richtig und nicht richtig läuft (Interview 1, Abs. 27).

Zudem legt die Tennistrainerin beispielsweise mehr Wert auf den persönlichen Kontakt, vor allem auf Face-to-Face Gespräche und problemlose Kommunikation zu den Eltern und Kindern. Prinzipiell ist sie mit ihrer Arbeit zufrieden (vgl. Interview 2, Abs. 22). Aus verschiedenen Gründen wird der eigene Aufwand im Verein nicht selbst wertgeschätzt. Unter anderem ist es Unzufriedenheit bezüglich der Weiterbildungen, die man nicht absolviert hatte. „Ja, da fehlt mir sicherlich einiges an Wissen und einiges an Können" äußerte der Befragte aus dem vierten Interview (Interview 4, Abs. 53). Im Übrigen erwähnt ein*e Interviewpartner*in, dass Terminanhäufungen ein weiterer Grund darstellte, warum der Fokus auf die Arbeit im Verein verloren geht (vgl. Interview 5, Abs.17). Ein weiterer Punkt, auf den ein*e Proband*in eingeht, ist die aktuelle Corona-Pandemie, die zusätzlich dem Verlust an der Motivation der Trainer beisteuert. Der Aufwand ist deutlich erhöht durch die Hygienevorschriften und die Dokumentation über bestimmte Vorgaben, die beim Training beachtet werden müssen (vgl. Interview 6, Abs. 28).

### 5.4.2 Weiterbildungen

Viele der Befragten sind im Handballsport tätig, heißt die Lizenzen, die man erwerben kann, sind dieselben. Die Lizenzen C bis A sind sportspezifisch. Dazu gibt es noch die Möglichkeit eine allgemeine Ausbildung für alle Sportarten, den sogenannten Übungsleiter zu machen, den ein*e Proband*in als Qualifikation vorweisen kann (vgl. Interview 1, Abs. 31). Auf Empfehlung des Handballtrainers aus dem fünften Interview, sollten alle Mitglieder in ehrenamtlichen Sportvereinen einen Schiedsrichter-Lehrgang absolvieren (vgl. Interview 5, Abs. 20). Unter anderem gab einer der Befragten an, dass die Möglichkeit bestehe, im Bereich Handball für Kinder und Jugendliche, den dezentralen Kinderjugendhandballtrainer zu erlangen (vgl. Interview 5, Abs. 20). Daraufhin erwähnte die Probandin aus Interview 6, dass über die Corona-Pandemie der Deutsche Handballbund (DHB) mit einem neuen Konzept gestartet hat. Der Kurs wird unter der Bezeichnung „Return to Court" angeführt und sollte den Trainer*innen neue Inputs geben, um den Kindern den Wiedereinstieg in den Handballsport zu erleichtern (vgl. Interview 6, Abs. 38). Abgesehen von der Sportart Handball unterstützt ein Großteil anderer Vereinstypen, die Trainer*innen durch individuelle Schulungen, die von externen Kooperationspartnern angeboten werden. Im Regelfall werden die Kosten vom jeweiligen Verein übernommen, kommentiert der Teilnehmer aus dem dritten Gespräch (vgl. Interview 3, Abs. 25).

### 5.4.3 Das Trainersein - Eigenschaften und Fähigkeiten

Zu Beginn äußerte eine befragte Person: „Ich glaube, es gibt nicht den [perfekten] Trainer" (Interview 1, Abs. 39). Hierfür zählen mehrere Beteiligte aus den Interviews unterschiedliche Eigenschaften auf, die einen „gute*n" Trainer*in ausmachen. Diese sind eine gewisse soziale Kompetenz, Engagement und Begeisterung am Sport sowie Zeitmanagement (vgl. Interview 1, Abs. 37; Interview 2, Abs. 30; Interview 5, Abs. 26). Abgesehen von den intrinsischen Faktoren, sollte jede*r innerhalb der Mannschaft respektiert werden. "Das schweißt die Truppe zusammen und fördert den Teamgeist", kommentiert der Teilnehmer aus dem dritten Interview (Interview 3, Abs. 23). Laut dem Interviewpartner 1 hat ein*e Coach*in die Verantwortung dafür und muss eine gute Vertrauensbasis innerhalb des Teams aufbauen. Klare Kommunikation ist dafür von Nutzen (vgl. Interview 1, Abs. 37). Zum Beispiel in der Handball Bundesliga kann man feststellen, wie unterschiedlich Trainer*innen sein können, egal ob extrovertiert oder introvertiert geprägt. Sobald die Mannschaft eine gewisse Synergie aufweist, wird sich die Leistung der Trainer*innen kontinuierlich verbessern (vgl. Interview 1, Abs. 39).

### 5.4.4 Erfahrungen aus dem Traineralltag

Der erste Kontakt zu sozialen Medien und Computerspielen beginnt in der aktuellen Generation Z, viel zu früh, sodass die Kinder und Jugendlichen den direkten Bezug zu einer Sportart gar nicht oder verspätet erlangen (vgl. Interview 3, Abs. 21). Positiv zu vermerken ist, dass sich die Planung einer Trainingseinheit vereinfacht, da man bestimmte Muster oder Vorlagen hat und diese wiederverwenden kann (vgl. Interview 4, Abs. 60). Sich allein durchzusetzen ist in einem Sportverein fehl am Platz. Ein Verein lebt von Zusammenarbeit und dem gemeinsamen Abstimmen mit anderen Mitgliedern (vgl. Interview 5, Abs. 18). Als Trainer*in entwickelt sich auch die zwischenmenschliche Kommunikation. Dadurch wächst das Verständnis für Kinder und lernt, wie man vor allem zu Beginn auf ein potenziell neues Mitglied eingeht (vgl. Interview 6, Abs. 32).

## 5.5 Struktur

### 5.5.1 Altersdurchschnitt

Die ehrenamtlichen Mitglieder der vorliegenden Interviews sind zwischen 20 und 50 Jahre alt. Zu erkennen ist, je mehr Aufwand im Bereich der Jugendarbeit investiert wird, desto niedriger ist die Altersklasse der Trainer*innen. Optimal ist es, wenn junge Erwachsene, die einen Bezug zum Sport haben, vor allem die Kinder und Jugendlichen im Verein fördern (vgl. Interview 1, Abs. 44; Interview 2, Abs. 34; Interview 6, Abs. 44).

### 5.5.2 Vereinsunterstützungen

Bei einer ehrenamtlichen Tätigkeit geht es in erster Linie nicht um das Geld. „Wichtig ist mir eine gute Kommunikation im Verein sowie der Zusammenhalt" (Interview 1, Abs. 43). Laut dem Teilnehmer aus dem ersten Gespräch kann man festhalten, dass eine Trainingseinheit viel Zeit und Aufwand in Anspruch nimmt, wofür es vom Verein eine monatliche finanzielle Entschädigung, als eine kleine Anerkennung, gibt (vgl. Interview 1, Abs. 43). Des Weiteren erwähnte der Befragte aus dem fünften Interview, dass es möglich ist, sich durch den Erwerb einer Lizenz, bestimmten Fortbildungen oder Schulungen weiterzubilden, wovon die Kosten der Verein übernimmt (vgl. Interview 5, Abs. 22). Außerdem kommentiert ein*e Proband*in, falls bestimmte Trainingsausrüstung wie ein Trikot, ein Ball und Kegel fehlen oder beschädigt sind, kümmert sich der Verein um die Beschaffung der benötigten Materialien (vgl. Interview 6, Abs. 22).

### 5.5.3 Vereinsinterne Komplikationen

Die interviewte Person aus dem Tennissport führt auf, dass das Angebot eines Schnuppertrainings eine gute Möglichkeit sein kann, um neue Mitglieder zu akquirieren. In ihrem Verein wird das Training, separat zu den regulären Terminen angeboten, dadurch kann gezielt auf die Neuankömmlinge eingegangen werden. Allerdings steht dafür kein „fixes" Trainerteam zur Verfügung, was die Organisation erschwert. Eine gesamte Einheit beinhaltet drei Stunden, jeweils eine Stunde pro Trainer*in mit 10 bis 20 Kindern. Falls sich keine drei Freiwilligen melden, bleibt die Arbeit an einem selbst hängen. Der Grund dafür ist der Zeitpunkt des Trainingsbeginns, der sich häufig mit der beruflichen Arbeitszeit überschneidet (vgl. Interview 2, Abs. 20).

## 5.6 Ehrenamt und Gesellschaft

### 5.6.1 Mitglieder akquirieren

Anfangs wurden die Interviewpartner*innen befragt, wie man Vereinsmitglieder zu einem ehrenamtlichen Engagement motivieren kann. Die erste Person gab an, dass sich die Vereine selbst darum kümmern müssen neue Mitglieder anzuwerben. Dies funktioniert durch persönliches Ansprechen und Kontakte knüpfen am besten (vgl. Interview 1, Abs. 53). Derselben Meinung war ein weiterer befragter Proband, dieser betonte außerdem, dass man die Mitglieder auf die ehrenamtliche Arbeit aufmerksam machen und motivieren sollte (vgl. Interview 3, Abs. 43). Das persönliche Kontaktaufnehmen unterstreichten auch weitere Interviewpartner*innen. Diese behaupten ebenfalls, dass es wichtig sei „Anreize [zu] schaffen, [wie] zum Beispiel als Schiedsrichter, [die] Schiedsrichterentschädigung an Geld" (Interview 5, Abs. 44).

„Den Leuten klarzumachen, dass, wenn es keiner mehr macht, [der] Verein auseinanderbricht" (Interview 6, Abs. 97) wurde des Weiteren als Grund genannt, um Mitglieder zum gemeinnützigen Engagement zu bewegen. Obendrein war eine Probandin der Meinung, dass Menschen anfangen sich ehrenamtlich zu beteiligen, wenn sie selbst einmal Kinder haben und merken, dass helfende Hände gesucht werden (vgl. Interview 2, Abs. 52).

### 5.6.2 Gründe für das Nicht-Beteiligen

Fortan wurden die Teilnehmer*innen darüber befragt, was Gründe sind, sich nicht an der gemeinnützigen Arbeit zu beteiligen. Zwei gaben an, dass fehlender Spaß an der Tätigkeit und an der Sportart ein Motiv sein könnte, sich nicht unentgeltlich einzubringen (vgl. Interview 1, Abs. 48; Interview 3, Abs. 39). Als weiterer Aspekt wurde fehlende Leidenschaft und Faulheit genannt (vgl. Interview 2, Abs. 38; Interview 3, Abs. 37; Interview 4, Abs. 91). Fünf der sechs Interviewpartner berichteten, dass Zeitmangel mit einer der Hauptgründe sei, sich nicht ehrenamtlich zu beschäftigen (vgl. Interview 2, Abs. 38; Interview 3, Abs. 37; Interview 4, Abs. 91; Interview 5, Abs. 42; Interview 6, Abs. 46). Zuletzt erwähnte eine Interview Teilnehmerin, „dass Tennis [ein] relativ teurer Sport ist" (Interview 2, Abs. 52) und sich daher nicht jeder den Sport und somit das dazugehörige freiwillige Engagement leisten kann.

### 5.6.3 Anerkennung der Arbeit

Die nächste Frage handelte davon, wie die ehrenamtliche Arbeit insbesondere von Seiten der Gesellschaft und den Vereinen selbst, anerkannt wird. Die Interviewpartner*innen eins und drei sind bei dieser Frage derselben Meinung und gaben an, dass sie die Anerkennung sowohl im Verein als auch von außen beispielsweise den Eltern deutlich spüren (vgl. Interview 1, Abs. 70; Interview 3, Abs. 62). Die Wertschätzung angesichts der Eltern betonte auch ein weiterer Interviewpartner (vgl. Interview 6, Abs. 68). Dass die ehrenamtliche Arbeit im Beruf, Freundes- und Bekanntenkreis gut ankommen würde, wurde ebenfalls erwähnt (vgl. Interview 4, Abs. 134-135). Auf der anderen Seite verwiesen zwei der Interviewten darauf hin, dass die Leistung nicht anerkannt (vgl. Interview 2, Abs. 58, Interview 5, Abs. 14), sondern „eher vorausgesetzt [wird]" (Interview 2, Abs. 58).

### 5.6.4 Zusammenhalt im Verein

Im nächsten Abschnitt des Interviews ging es um das Thema Zusammenhalt und welche Auswirkungen dieser auf das Vereinsleben hat. Tatsächlich waren sich hierbei alle befragten Personen einig und beantworteten die Frage damit, dass die Verbundenheit eine sehr wichtige und zentrale Rolle innerhalb des Vereins spielt (vgl. Interview 1, Abs. 63; Interview 2, Abs. 50; Interview 3, Abs. 49; Interview 4, Abs. 112; Interview 5, Abs. 50; Interview 6, Abs. 64). Außerdem waren drei der Interviewten der Meinung, dass bei ihnen im Verein ein großer Zusammenhalt und somit ein angenehmes Klima herrscht (vgl. Interview 1, Abs. 63; Interview 2, Abs. 50; Interview

3, Abs. 49). Zudem wurde darauf eingegangen, wie man das Miteinander, innerhalb des Vereins intensivieren könnte. Hier wurden Mannschaftsabende, Grillfeste, Ausflüge und Reisen genannt, um die Gemeinschaft der freiwillig engagierten zu stärken (vgl. Interview 2, Abs. 50; Interview 3, Abs. 54, 56; Interview 4, Abs. 118; Interview 5, Abs. 52; Interview 6, Abs. 66).

### 5.6.5 Kooperation mit Schulen

Ebenso wurde thematisiert, ob Vereine mit Schulen Kooperationen eingehen sollten und wenn ja, welche Beweggründe sie dazu verleiten. Jeder der befragten Personen erachtet das Kooperieren mit Schulen als sehr sinnvoll (vgl. Interview 1, Abs. 61; Interview 2, Abs. 44; Interview 3, Abs. 47; Interview 4, Abs. 107; Interview 5, Abs. 46; Interview 6, Abs. 62). Gründe, die dafürsprechen sind zum einen, dass „man Mitglieder generieren [kann]" (Interview 1, Abs. 61) und zum anderen den Sport und das Vereinsleben den Interessenten näherbringt (vgl. Interview 4, Abs. 107; Interview 5, Abs. 46).

### 5.6.6 Unterstützung von außen

Gleichermaßen wurden die Teilnehmer*innen darüber befragt, ob es Unterstützung von Seiten der Politik gibt. „Es [liegen] Förderungen für den Übungsleiter sowie ... Ausbildungen [vor]" (Interview 1, Abs. 72) zuzüglich werden Feste in der Stadt für Ehrenämter realisiert (vgl. Interview 4, Abs. 132), dennoch ist die Unterstützung insgesamt nicht ausreichend (vgl. Interview 2, Abs. 56).

## 5.7 Ehrenamt und Corona

### 5.7.1 Mitgliederentwicklung

Im Folgenden wurden die Interviewten auf die Mitgliederentwicklung durch Corona angesprochen. Woraufhin drei der Befragten äußerten, dass sie sowohl Mitglieder*innen als auch Trainer*innen durch die Corona Situation verloren haben (vgl. Interview 1, Abs. 87; Interview 5, Abs. 66; Interview 6, Abs. 58). Ein Trainer erwähnte, dass durch die Pandemie die Mitgliederzahl unverändert blieb (vgl. Interview 4, Abs. 155). Bei einer befragten Person sind „tatsächlich ... ein paar jüngere ... in [den] Verein gekommen, ... [denn] Tennis spielst du zu zweit und [daher] hast du genügend Abstand" (Interview 2, Abs. 68).

### 5.7.2 Zeitaufwand

Ferner wurde über den Zeitaufwand während der Corona Pandemie konversiert. Zwei Interview Teilnehmer*innen haben durch Corona weniger Zeit in den Verein investieren müssen (vgl. Interview 1, Abs. 78; Interview 2, Abs. 60). Andererseits wurde von mehr Aufwand durch die Corona Verordnungen berichtet (vgl. Interview 3, Abs. 66; Interview 5, Abs. 12; Interview 6, Abs. 28, 52), aber auch gleichbleibendes zeitliches Engagement erwähnt (vgl. Interview 4, Abs. 141).

*5.7.3 Veränderungen*

Des Weiteren wurden die Interviewten über mögliche Veränderungen im Verein aufgrund von der Covid 19 Situation befragt. Daraufhin war die Antwort, dass versucht wurde, im Verein anderweitige Veranstaltungen und Aktivitäten anzubieten, welche mit den Corona Regelungen im Einklang standen (vgl. Interview 5, Abs. 52; Interview 6, Abs. 54). Außerdem erwähnte einer der Trainer*innen, dass sie das Training so gut es ging, digital, wie zum Beispiel durch Trainingspläne, fortgeführt haben (vgl. Interview 1, Abs. 80).

*5.7.4 Kommunikation*

Der kommunikative Austausch in der Pandemie war ebenfalls ein Thema der Befragung. Die Rücksprache im Verein war gering, wurde betont (vgl. Interview 1, Abs. 85, Interview 6, Abs. 56). Jedoch lief die beschränkte Kommunikation insgesamt gut (vgl. Interview 2, Abs. 62; Interview 4, Abs. 147; Interview 5, Abs. 61; Interview 6, Abs. 56).

*5.7.5 Persönliche Referenzen*

Zuletzt ging es um die persönlichen Befindlichkeiten in Bezug auf die Corona Pandemie und das Vereinsleben. Zwei der befragten empfanden die Zeit als relativ entspannt (vgl. Interview 2, Abs. 70; Interview 6, Abs. 157). Andererseits wurde die Zeit als teilweise schwierig wahrgenommen (vgl. Interview 1, Abs. 95).

## 5.8 Social Media

Ein Bezug zu sozialen Medien hatte nur eine Teilnehmerin aus den Interviews, diese äußert, dass Fotos und Videos auf Facebook, Instagram und Co. das Image des Vereins verbessern. Gerade bei Jugendlichen spielt die Digitalisierung eine große Rolle, da die Generation Z, schon sehr früh von der Technologie durch das Leben begleitet wird. Daher ist Social Media ein unumgängliches Mittel, um neue Mitglieder zu generieren. Zu dem kann es den Vorteil haben, dass zum Beispiel Touristen anfragen, ob sie zu Gaststunden eine Runde Tennis spielen können. Dadurch werden mehr Personen auf den Verein aufmerksam und bringen potenziell etwas an finanziellen Mitteln ein (vgl. Interview 2, Abs. 74).

# 6. Diskussion und Interpretation der Ergebnisse

Im vorherigen Abschnitt wurden die Ergebnisse der befragten Trainer*innen anhand von verschiedenen Kategorien dargestellt. Die Resultate bieten eine Menge an Handlungsspielraum, für die folgende Interpretation anhand von Fachliteratur. Die zentrale Forschungsfrage bezieht sich das Thema Ehrenamt mit Fokus auf der Fragestellung: „Was sind die Gründe zur Nicht-Beteiligung am Ehrenamtlichen Engagement in Sportvereinen?"

Um Menschen für die ehrenamtliche Arbeit zu begeistern, ist meist das direkte und persönliche Ansprechen die wirksamste Methode, sowie das auch bei einigen der Interviewteilnehmer*innen der Fall war (vgl. Interview 3, Abs. 2; Interview 6, Abs. 4). Jedoch ist laut Professorin Katja Stamer „in den Vereinen [...] das Ehrenamtsmanagement selten strukturiert, sondern hängt noch viel zu oft von einzelnen Personen ab. Wenn die- oder derjenige dann aus dem Amt ausscheidet [...], fällt alles wieder in sich zusammen" (Müller, 2018, S. 8). Den Weg ins Ehrenamt finden zudem viele durch Familie und Freunde, sowie die Leidenschaft zum Sport (vgl. Interview 1, Abs. 8; Interview 2, Abs. 4; Interview 4, Abs. 11; Interview 5, Abs. 5; Interview 6, Abs. 4). Demzufolge ist es von großer Bedeutung den Sport so früh wie möglich Kindern und Jugendlichen näher zu bringen. Eine Gelegenheit hierfür ist das Kooperieren mit Schulen. Diese Art von Zusammenarbeit ist ebenfalls für die freiwillige Arbeit insbesondere bei Jugendlichen ein wichtiger Bestandteil, um beispielsweise durch Probetrainings neue Mitglieder*innen anzuwerben. Jedoch nehmen die Schulen immer mehr Zeit in Anspruch und es bleibt kaum freie Zeit, in denen sich die Jugendlichen beispielsweise für ehrenamtliche Tätigkeit engagieren können (vgl. Schwäbische Zeitung, 2021). Ab dem Alter von 14 Jahren, in denen das gemeinnützige Engagement eine Option wäre, wird die Freizeit immer begrenzter. „Speziell durch die Verkürzung der Schulzeit auf 12 Jahre (bis zum Abitur) und vermehrte Einführung von Ganztagsschulen kommen die Kinder oft erst um 15 oder 16 Uhr nach Hause. Danach konkurrieren Aktivitäten wie Konfirmationsunterricht, Musikschule oder Sport miteinander" (Becker, 2014, S. 26).

Aber nicht nur auf Seiten der Schulen sind Änderungen notwendig, „die Vereine müssen [ebenfalls] umdenken und offener werden, denn Jugendliche können nicht dazu verpflichtet werden, permanent zur selben Zeit zu erscheinen" (vgl. Schwäbische Zeitung, 2021). Demzufolge scheint fehlende Flexibilität im Verein gleichermaßen ein Grund für den Mangel an ehrenamtlichen Mitgliedern zu sein. Wie eben schon erwähnt, ist Zeitmangel laut den interviewten Personen mit einer der Hauptgründe, warum Menschen sich nicht für ein unentgeltliches Engagement motivieren lassen (vgl. Interview 2, Abs. 38; Interview 3, Abs. 37; Interview 4, Abs. 91; Interview 5, Abs. 42; Interview 6, Abs. 46). Das Leben wird immer schnelllebiger und ständig gibt es etwas zu tun, natürlich bleibt dann weniger Zeit für andere Dinge, wie beispielsweise das Freiwillige Beteiligen im Vereinssport. Laut Dr. Siegfried Nagel wird es besonders „schwierig [...] bei regelmäßigen Tätigkeiten, die auch einen größeren zeitlichen Einsatz oder eine entsprechende Ausbildung erfordern, wie bei Trainerinnen und Trainern" (Jost, 2016, S. 12). Als weiterer Grund für das nicht beteiligen am ehrenamtlichen Engagement wurde „Faulheit" genannt (vgl. Interview 2, Abs. 38; Interview 3, Abs. 37;

Interview 4, Abs. 91). Dass immer mehr Menschen, insbesondere Kinder und Jugendliche weniger ihrer freien Zeit in sportliche Aktivitäten, sondern in Handy Zeit investieren, ist allesamt bekannt. Dies wurde jedoch durch die weltweite Corona Pandemie begünstigt. „Da Schulsport und Vereinssport lange Zeit untersagt waren" (Bujard et al., 2021, S. 73), hat sich die körperliche Tätigkeit drastisch reduziert. „Im ersten Lockdown wurden durchschnittlich täglich 11 Minuten weniger Sport getrieben" (Bujard et al., 2021, S.73). Gleichermaßen ist die Bildschirmzeit angestiegen (vgl. Bujard et al., 2021). In den Interviews wurde außerdem mitgeteilt, dass sich die Mitgliederzahl im Verein durch die Corona Pandemie verringert hat (vgl. Interview 1, Abs. 87; Interview 5, Abs. 66; Interview 6, Abs. 58). Dies liegt zum einen an der oben genannten angestiegenen Trägheit, sowie an der fehlenden Sportroutine im Verein. All dies sind keine guten Voraussetzungen, wenn es, um die Gewinnung neuer gemeinnütziger Mitarbeiter geht.

Ebenso „muss insgesamt davon ausgegangen werden, dass [in der Corona Pandemie] durch das … [hin und her] der Politik Strukturen [im Verein] weggebrochen sind, die irreparabel sind" (HFV-INFO, 2021, S.1), so HFV- Finanzbeauftragter Christian Okun. Problematisch wird es dann, wenn immer mehr der oben genannten Strukturen wegfallen, sodass zusätzliche Aufgaben auf andere Bereiche der ehrenamtlichen Arbeit zurückfallen. Dies würde wiederum bedeuten, mehr Arbeit für einzelne Personen und somit mehr Zeitaufwand. Dazu kommt der in den Interviews mehrfach erwähnte logistische Aufwand durch die Corona Verordnungen (vgl. Interview 3, Abs. 66; Interview 5, Abs. 12; Interview 6, Abs. 28, 52). Die Bereitschaft sich unter solchen Umständen ehrenamtlich zu beteiligen ist gering.

Gleichermaßen wurde in den Interviews über das Thema Anerkennung der unentgeltlichen Arbeit von außerhalb gesprochen. Ein Teil der Befragten gab an, dass sie den nötigen Zuspruch von außen erhalten (vgl. Interview 1, Abs. 70; Interview 3, Abs. 62; Interview 4, Abs. 134 - 135; Interview 6, Abs. 68), wohingegen der andere Teil darauf hinwies, nicht die verdiente Wertschätzung zu bekommen (Interview 2, Abs. 58, Interview 5, Abs. 14). „Bestätigung und Wertschätzung ehrenamtlicher Arbeit haben [jedoch] eine hohe Bedeutung für Engagierte, denn ihre Motive sind nicht regelmäßiges Einkommen oder andere materielle Gegenleistungen. Die Anerkennung freiwilligen und ehrenamtlichen Engagements wirkt darüber hinaus als Motivation für die zukünftige Arbeit" (Hopp & Rump, 2017, S. 30). Wenn diese nicht in ausreichender Menge gegeben ist, wird die ehrenamtliche Arbeit für potenzielle Freiwillige zunehmend unattraktiver.

Ein weiterer zentraler Aspekt für das nicht beteiligen an ehrenamtlicher Tätigkeit ist die jeweilige finanzielle Lage, einer potenziellen, für das Ehrenamt geeigneten Person. Denn „im Regelfall ist die freiwillige Arbeit, die geleistet wird, unentgeltlich" (Becker, 2014, S. 22). Es gibt Honorare oder Entschädigungen, die in manchen Fällen auftreten, jedoch ist dies nicht mit dem aufgebrachten Aufwand in Relation zu setzen. Demzufolge setzt ehrenamtliches Engagement ein regelmäßiges Einkommen voraus (vgl. Becker, 2014). Jene Person, die nicht die finanziellen Möglichkeiten haben und ihre Zeit daher nicht für unbezahlte Tätigkeiten aufbringen können, sind in diesem Fall benachteiligt und ausgeschlossen sich freiwillig zu beschäftigen. In den Interviews wurde ebenfalls von unzureichender Unterstützung auf Seiten der Politik berichtet (vgl. Interview 2, Abs. 56).

Ebenso ist bei den Antworten der Interviewpartner*innen festzustellen, dass ein Zusammenhang zwischen der Tätigkeitsdauer und dem Umfang an aufgewendeter Zeit besteht. Zwei der sechs Interviewten Personen sind seit drei Jahren in einem Verein aktiv und investieren in Summe mehr Zeit als die restlichen Befragten, die mitunter bis zu dreißig Jahren an Erfahrung im Ehrenamt aufweisen können. Dabei besteht die Gefahr in ein Gewohnheitsmuster zu verfallen, das zwar für zeitliche Entlastung sorgt, aber nicht mehr mit dem stetigen Wandel wächst. Das bedeutet, dass man sich Zeit einsparen kann, allerdings sinkt die Qualität der Trainer*innen (vgl. Interview 1, Abs. 15; Interview 2, Abs. 10; Interview 6, Abs. 8).

Für Sportvereine ist es Normalität, dass Personalmangel herrscht. Dadurch bleiben mehrere Aufgaben für das bestehende Personal übrig, was zu Überforderung führen kann. Dafür können folgende zwei Ursachen verantwortlich gemacht werden: Erstens der sogenannte „Skaleneffekt". Dieser beinhaltet die effiziente Aufgabenerledigung mit möglichst geringem Kostenaufwand. „Das heißt, die Aufgaben und damit die Notwendigkeit der Schaffung neuer Stellen bzw. Ämter wachsen nicht proportional zur Zahl der Mitglieder" (Schubert, Horch & Hovemann, 2006, S. 21). Zweitens das zentrale Problem der Mitarbeiterrekrutierung, die fehlende Bereitschaft an einer ehrenamtlichen Arbeit, da die Gesellschaft vermehrt am Verkaufserfolg und der damit verbunden Leistung orientiert ist, anstatt die eigene Kreativität zu fördern (vgl. Schubert et al., 2006). Durch die Aussagen der Interviewteilnehmer*innen ist festzustellen, dass bereits involvierte Mitglieder meistens für mehrere Aufgaben zuständig sind. Es bleibt selten nur bei einer Tätigkeit. Zwei von sechs Interviewpartner*innen sind zusätzlich zu der Tätigkeit im Hauptverein, noch anderweitig gemeinnützig beschäftigt. Dies ist positiv als auch negativ zu vermerken. Zum einen positiv, weil die Person offensichtlich Spaß am ehrenamtlichen Engagement findet und negativ, weil zwei Tätigkeiten, neben dem Hauptberuf, schlichtweg zu viel Zeit in Anspruch nehmen und somit keine vollständige Bereitschaft zu erwarten ist (vgl. Interview 1, Abs. 19; Interview 6, Abs. 14).

Laut Katja Stamer ist es nachvollziehbar, warum der Beruf, die Familie und das Ehrenamt nur schwer unter einen Hut zu kriegen sind, denn auch hier spielt der Zeitfaktor eine zentrale Rolle. Dazu prägen oft veraltete Bedingungen den Alltag, sowie die Vereinshierarchie, wodurch kein Freiraum für Flexibilität besteht (vgl. Freda-Koch, 2016). „Frauen erhalten, aber erwarten auch, weniger Unterstützung von anderen, um ihre ehrenamtliche Tätigkeit mit beruflichen und familiären Verpflichtungen koordinieren zu können" (Klenner, Pfahl & Seifert, 2001, S. 20). Der veraltete Ansatz: „Frauen machen den Haushalt und Männer bringen das Geld ein" widerspiegelt sich oftmals auch in der Vereinsstruktur. Für Männer war es vorgesehen, neben der Erwerbstätigkeit, noch eine Rolle, bestenfalls eine Führungsposition, im Ehrenamt zu übernehmen. Frauen hingegen sollten, wenn überhaupt nur eine unterstützende Funktion tragen. Dazu ist es häufig der Fall, dass nur männliches Personal, den sogenannten „Delegierposten" in einem Verein tragen. Möglicherweise fühlen sich gewisse Frauen davon eingeschüchtert und beteiligen sich somit nicht an einem gemeinnützigen Engagement. Zur Diskussion steht also, dass ein Verein auf das weibliche Geschlecht angewiesen ist, da von Grund auf die Organisation im Durchschnitt einer Frau besser gelingt als bei einem Mann. Gleichzeitig stellt das Modell der „klassischen Geschlechterkonstellation" eine große Herausforderung für die Vereinbarkeit von Beruf, Familie und Ehrenamt dar (vgl. Klenner et al., 2001).

Laut dem Sportentwicklungsbericht haben rund ein Fünftel, das sind 20,6 Prozent, der befragten Übungsleiter*innen und Trainer*innen keine Lizenzen oder Fortbildungen (vgl. Breuer, Feiler, 2019). Aus dem vorliegenden Interviews kann man entnehmen, dass zwei von sechs Teilnehmern*innen über keine Trainerlizenz verfügen. Als Gründe dafür wurden die fehlende Ambition und der damit verbundene Zeitaufwand sowie die zu späte, altersbedingte Einsicht auf neues Wissen genannt (vgl. Interview 2, Abs. 28; Interview 4, Abs. 64). Fehlende Fachkompetenz und gleichzeitig das bessere Image eines anderen Trainers kann dazu führen, dass die eigene Mannschaft die Glaubwürdigkeit des Coaches in Frage stellt. Der Verlust an Qualität bewirkt, dass Trainer*innen unzufrieden mit ihrer eigenen Leistung sind und gegebenenfalls den Ausstieg aus dem Ehrenamt in Erwägung ziehen (vgl. Breuer, Wicker, 2010)

Bei den Ergebnissen der Interviews ist genau zu erkennen, bei welchem Sportverein das Management in guten Händen liegt. Je jünger der Altersdurchschnitt des Vereins, desto mehr Aufwand wurde in die Jugendarbeit investiert. Das ehrenamtliche Engagement wird von der Jugend im Verein geprägt, da Jugendliche den Bezug zu den Kindern im Verein schneller aufbauen und Ihnen somit ein Wohlfühlgefühl vermitteln können. Demzufolge ist es von großer Bedeutung, die aktiven Jugendspieler*innen schon frühzeitig in Vereinsaktivitäten, wie zum Beispiel ein Kinderturnier, zu integrieren. Den Einstieg in einen Verein ist meist schwer, da die Angebote an Sportvereinen schlichtweg zu breit gefächert sind. Der damit verbundene Zeitaufwand ist ein weiterer Faktor, der die Entscheidung erschwert, sich für eine ehrenamtliche Tätigkeit einzusetzen (vgl. Kaiser, Klewer, 2013). Die durchschnittliche Trainingszeit beträgt eine Stunde und dreißig Minuten und das im Regelfall zwei bis drei Mal pro Woche. Zusätzlich finden am Wochenende zum Beispiel Turniere, Wettkämpfe oder Spiele statt, die durchaus einen ganzen Nachmittag an Zeit beanspruchen können (vgl. Kaiser, Klewer, 2013). Zur Diskussion steht also, der Aufwand an Ehrenamtlichem Engagement sowie der damit resultierenden positiven Rückmeldung, dieser korreliert nämlich mit dem Zeitfaktor.

„Man muss [...] Anreize schaffen, zum Beispiel als Schiedsrichter [eine] [...] Schiedsrichterentschädigungen" (Interview 5, Abs. 44). Das gleiche gilt für Trainer*innen und Übungsleiter*innen. „Ab und zu gibt es finanzielle Entschädigungen, aber das sind Aufwandsentschädigungen. Hauptberuflich wird es schwierig" (Interview 1, Abs. 43). Der Vorstand erkennt die Verlässlichkeit bestimmter ehrenamtlichen Mitglieder und teilt mehrere Aufgaben dieser Person ein, ohne dafür ein Entgelt auszuzahlen. Dadurch fällt die Grenze zwischen der Erwerbsarbeit und dem freiwilligen Engagement. Die Juristin Angela Behrens bestätigt dies mit folgender Aussage:

Es verwundert daher nicht, dass immer wieder Sachverhalte bekannt werden, in denen gemeinnützige Einrichtungen bei der tatsächlichen Durchführung der Ehrenamtsarbeit die Grenzen der ehrenamtlichen Tätigkeit überschreiten und sich im Bereich der steuerpflichtigen selbstständigen Tätigkeit oder sogar im Rahmen der regulären sozialversicherungspflichtigen Beschäftigungsverhältnisse bewegen (Behrens, 2012, S. 34).

Die positive Wirkung der Digitalisierung findet sich vor allem in ländlichen Vereinen wieder. Durch dieses Tool sind sie in der Lage große Distanzen zu überwinden, um zum Beispiel an einer Vorstandssitzung, einer Mitgliederversammlung oder an sonstigen gemeinsamen Aktivitäten per Zoom oder Skype teilzunehmen. Und das ist nur einer der vielen Vorteile (vgl. Gilroy et al., 2018). Allerdings kennzeichnet sich ein Sportverein mit persönlichem Kontakt und Zusammenhalt. Nur durch Onlinekommunikation, wie es bedingt in der Corona-Saison abläuft, kann das gemeinschaftsbildende Engagement verschwinden. Die Digitalisierung ist dennoch eine unumgängliche Methode, um Interessierten einen Einblick in das Vereinsleben zu schaffen. Die fehlende Kompetenz an „Digital Skills" kann dazu führen, dass ein Verein keine neuen Mitglieder, vor allem im Bereich Kinder- und Jugendsport, akquirieren kann (vgl. Gilroy et al., 2018).

# 7. Reflexion

Abschließend kommen wir zum letzten Abschnitt im vorliegenden Forschungsbericht, zu der Reflexion. In dieser wird der Ablauf des Arbeitsprozesses sowie die Gruppendynamik während des Forschungsprojektes kritisch reflektiert und die jeweiligen Erfahrungen zusammengetragen.

Die erste Herausforderung bildete das Erstellen der Interviewleitfragen, denn das Ziel war es die Fragen so präzise und gleichzeitig offen wie möglich zu stellen, um keinen Einfluss auf die Antworten der Trainer*innen zu nehmen. Im Nachhinein betrachtet war die Auswahl der Fragen nicht optimal, welches dazu führte, dass Folgefragen, die individuell bei den Interviews eingefügt werden mussten, aufgetreten sind.

Außerdem hatten manche Schwierigkeiten, eine*n Interviewpartner*in zu finden, da sie keinen vorherigen Kontakt zu Sportvereinen im persönlichen Umfeld vorweisen konnten. Darüber hinaus war es uns wichtig, Trainer*innen aufzusuchen, die unterschiedliche Sportarten repräsentieren, um ein möglichst breites Forschungsfeld zu gewährleisten.

Eine weitere Herausforderung war das Durchführen der Interviews, aufgrund der unzureichenden Erfahrung in diesem Gebiet. Die Befragungen wurden entweder persönlich oder über das Programm "Zoom" vollzogen. Um die Gespräche im Nachhinein transkribieren zu können, wurde im Raum zur Aufzeichnung ein Smartphone platziert. Bei der Face-to-Face Kommunikation hat sich dabei folgendes Problem ergeben. Die Hintergrundgeräusche haben den Ablauf des Gesprächs gestört. Im Vergleich zur persönlichen Kommunikation traten während der Konversation über Zoom andere Probleme auf, die der Technik geschuldet waren. Die Bedeutsamkeit der nonverbalen Kommunikation spielt eine wichtige Rolle für den Verlauf des Gesprächs. Durch Verbindungsprobleme konnte die Gestik und Mimik der Interviewpartner*innen schlecht erkannt werden.

Nach der Durchführung und der anschließenden Transkribierung der Interviews fanden regelmäßige Gruppentreffen, aufgrund der aktuellen Corona-Situation, fast ausschließlich über Zoom statt. Unter anderem war dies die größte Herausforderung, da kein direkter Austausch möglich war. Durch studienbedingte Praktika und andere Beschäftigungen hatten wir nur vereinzelte Stunden in der Woche zur Verfügung, was die Zusammenarbeit zusätzlich erschwerte.

Während der Bearbeitung des Forschungsprojektes haben wir festgestellt, dass eine*r der Interviewleiter*innen einen Trainer befragte, welcher nicht die vorgeschriebene Mindesterfahrung von drei Jahren erfüllte. Angesichts dieses Problems hätten wir rückblickend dieses Interview nicht in die Auswertung mit einbeziehen sollen.

Für die Erstellung des Forschungsberichtes haben sich alle Beteiligten in Zweiergruppen eingeteilt. Dies erleichterte den Arbeitsaufwand, jedoch stellte sich nach einiger Zeit heraus, dass die geschriebenen Inhalte teilweise ähnlich oder in einem zu großen Zusammenhang zueinanderstanden. Des Weiteren haben wir nicht damit gerechnet, dass die für das Projekt ausgewiesene Lizenz MAXQDA mitten im Prozess des Schreibens abläuft.

Die Gruppendynamik gestaltete sich, trotz ein paar Unstimmigkeit, größtenteils positiv. Jede*r Gruppenteilnehmer*in konnte seine Meinung einbringen und Kritik äußern.

Schlussendlich können wir festhalten, dass wir trotz des hohen Zeitaufwandes und der auftretenden Probleme, die sich während des Arbeitsprozesses ergeben haben, mit unserer Gruppenarbeit zufrieden sind. Gleichzeitig konnten wir das theoretische Fachwissen wie qualitative Forschung abläuft, praktiziert, ausgewertet und folgend dargestellt wird, aus dem Seminar "Anwendungsforschung" umsetzen. Außerdem konnten wir für zukünftige wissenschaftliche Evaluationen sowie Gruppenarbeiten, wichtige Erfahrungen sammeln.

# Literaturverzeichnis

Becker, T. (2014). *Strukturwandel des Ehrenamtes im Sport am Beispiel der Turnerschaft Großburgwedel (TSG) – Chance aus der Krise?* (unveröffentlichte Bachelorarbeit), Angewandte Medien, Mittweida.

Beher, K., Liebig, R., Rauschenbach, T. (2000). *Strukturwandel des Ehrenamt.* Juventa Verlag

Behrens, A. (2012). *Vorsicht, wenn die Grenzen verschwimmen.* SOZIALwirtschaft, 34/35

Behrens, C., Emrich, E., Hämmerle, M. & Pierdzioch, C. (2018). *Match-Qualität und ehrenamtliches Engagement in Sportvereinen.* https://doi.org/10.1007/s12662-017-0486-8

*Braun, S. (2011). Ehrenamtliches und freiwilliges Engagement im Sport. Sportbezogene Sonderauswertung der Freiwilligensurveys von 1999, 2004, 2009.* SPORTVERLAG Strauß.

Breuer, C., Feiler, S. (2019). *Sportvereine in Deutschland: Organisationen und Personen. Sportentwicklungsbericht für Deutschland 2017/2018 - Teil 1. Bonn: Bundesinstitut für Sportwissenschaft*

Breuer, C., Feiler, S. & Rossi, L. (2021). *Auswirkung der COVID-19-Pandemie auf die Sportvereine in Deutschland* (1. Aufl.). SEB-Bericht - COVID 19 (page2flip.de)

Breuer, C., Wicker, P. (2010). *Situation und Entwicklung des freiwilligen Engagements und Ehrenamts in Sportvereinen.* http://www.bisp.de/SharedDocs/Downloads/Sportentwicklungsberichte/SEB_2009_2010/Themenberichte_2009_2010/freiwilliges_Engagement_Ehrenamt_09_10.pdf?__blob=publicationFile

Bujard, M. et al. (2021). *Belastung von Kindern, Jugendlichen und Eltern in der Corona Pandemie.* https://doi.org/10.12765/bro-2020-02

Ehrhardt, J. (2011). *Ehrenamt: Formen, Dauer und kulturelle Grundlagen des Engagements.* Campus Verlag GmbH

*Engagement: Was ist Engagement.* Save Society. Engagement | Was ist Engagement - Wo finde ich mich soziale Projekte (save-society.org)

Gilroy, P., Krimmer, H., Priemer, J., Kononykhina, O., Pereira Robledo, M. & Stratenwerth-Neunzig, F. (2018). *Vereinssterben in ländlichen Regionen – Digitalisierung als Chance.*https://vereinsfinderfichtelgebirge.de/wpcontent/uploads/2019/12/vereinssterben_in_laendlichen_regionen.pdf

Groß, H & Seifert, H. (2013). Ehrenamt und Arbeitszeit- ein Vereinbarkeitsproblem. *Berufsbildung in Wissenschaft und Praxis: Wok-Life-Balance,* 42(1), 18/19. BWP (d-nb.info)

Hopp, E., Rump, B. (2017, Dezember). *Ehrenamt & freiwilliges Engagement im Sport.* [Broschüre]. Frankfurt am Main: Deutscher Olympischer Sportbund e. V.

HFV-INFO. (2021, Februar). *HFV fordert Perspektiven für seine Sportvereine und Mitglieder.* [Broschüre]. https://epub.sub.uni-hamburg.de/epub/volltexte/2021/116160/pdf/HFV_Info_Nr._06_2021.pdf

Jost, K. (2016). Bereitschaft vorhanden – Zeit aber kaum. *WLSB,* 12

Kaiser, J., Klewer, J. (2013). *Ehrenamtliche Arbeit von Trainer in Sportverein.* HeilberufeScience. 94/99, 10.1007/s16024-013-0163-2

Kauermann, G & Küchenhoff (2011). *Stichproben: Methoden und praktische Umsetzung.* R. Springer

Klenner, C., Pfahl, S. & Seifert, H. (2001). *Ehrenamt und Erwerbsarbeit – Zeitbalance oder Zeitkonkurrenz?*. [Broschüre]. Düsseldorf: Ministerium für Arbeit und Soziales, Qualifikation und Technologie des Landes Nordrhein-Westfalen Referat Presse und Öffentlichkeitsarbeit

Mayring, P. (2002). *Einführung in die qualitative Sozialforschung. Eine Anleitung zu qualitativem Denken*. Beltz

Merkens, H. (1997). Stichproben bei qualitativen Studien. In B. Friebertshäuser & A. Prengel (Hrsg.), *Handbuch Qualitative Forschungsmethoden in der Erziehungswissenschaft* (S. 97-106). Juventa.

Moschner, B. (2003). Altruismus und Egoismus. Was motiviert zum Ehrenamt? Bielefeld. Diskussionspapier Nr.20. Bielefeld 2000 plus.

Müller, T. (2018). Auf Strukturen statt Personen setzen. *WLSB Spezial, 8/9*

Neuber. N (2009). *Schule und Sportverein – Bildungspartner oder Konkurrenten?*. Uni-muenster.de. Abgerufen am 25.03.2022, https://www.unimuenster.de/imperia/md/content/sportwissenschaft/sportdidaktik2/personal/dsj _neuber_schule_und_sportverein_14-9-09-1.pdf

Ramsenthaler, C. (2013). *Was ist "Qualitative Inhaltsanalyse?"*. In M. S. Schnell, Der Patient am Lebensende. Eine Qualitative Inhaltsanalyse. Springer Fachmedien.

Röbke, T., Anerkennungskultur- Ein neues Ehrenamt braucht gute Rahmenbedingungen. Vortrag 15.11.2005. Ingolstadt

Schreier, H. M. C. & Schonert-Reichl, K. A. (2013). *Effect of Volunteering on Risk Factors for Cardiovascular Disease in Adolescents*. A Randomized Controlled Trial. Jama Pediat.

Schubert, M., Heinz-Dieter, H. & Hovemann, G. (2006). *Ehrenamtliches Engagement in Sportvereinen*.https://www.researchgate.net/profile/ChristophBreer/publication/237303800_Ehr enamtliches_Engagement_in_Sportvereinen/links/00b4952567ea315646000000/Ehrenamtlich es-Engagement-in-Sportvereinen.pdf

*Schwäbische Zeitung*. „Vereine und Schulen müssen flexibel sein". (2021).

Snyder, M., Clary, E., Stukas & Artur, A. (2001). *Ehrenamtlichkeit: Ein funktionaler Ansatz. Leipzig, Deutschland*. Journal für Psychologie.

Tausendpfund, M. (2018). *Forschungsdesign. In: Quantitative Methoden in der Politikwissenschaft*. Grundwissen Politik. Springer VS

*Was sind Methoden*. (o.D.), Univerität Leipzip, Abgerufen am 29.03.2022. https://home.uni-leipzig.de/methodenportal/was_sind_methoden/

# Anhang

**Kurze Vorstellung:** Danke nochmals, dass Sie sich die Zeit genommen haben, mit mir das Interview zu führen. Das ist für unser Forschungsprojekt sehr hilfreich. Ich würde gerne mit Ihnen über das Thema „Ehrenamt im Sport" sprechen. Erst einmal die Frage, als was sind Sie im Verein tätig?

### 1. Wege ins Ehrenamt

Wie sind Sie zum Ehrenamt gekommen?

Was sind Ihre persönlichen Hintergründe sich ehrenamtlich zu beteiligen?

### 2. Tätigkeitsprofil

Seit wann sind Sie im Verein tätig?

Welche Aufgaben haben Sie im Verein?

Wie viel Stunden im Durchschnitt sind Sie aktiv als ehrenamtlicher tätig?

Welche Rolle spielt Anerkennung im Verein?

### 3. Vereinbarkeit

Wie halten Sie privates und ehrenamtliches Arbeiten im Einklang?

### 4. Kompetenzen

Wie zufrieden sind Sie mit Ihrer eigenen Leistung?

Welche Erfahrungen konnten Sie bereits im ehrenamtlichen Bereich sammeln?

Welche Möglichkeiten der Weiterbildung gibt es?

Wie viele Fortbildungen/Lizenzen haben Sie bereits absolviert?

Braucht man bestimmte Fähigkeiten oder Eigenschaften, um ein Ehrenamt zu machen?

### 5. Struktur

Wie unterstützt der Verein das Ehrenamtliche Engagement?

Wie ist der Altersdurchschnitt der ehrenamtlichen Mitglieder?

## 6. Ehrenamt und Gesellschaft

Was sind Gründe, sich nicht ehrenamtlich zu beteiligen?

Wie können Vereinsmitglieder zu einem ehrenamtlichen Engagement motiviert werden?

Sollten Ehrenämter mit Schulen kooperieren?

Schränkt die Bürokratie bestimmte Tätigkeiten ein? (z.B. Abwicklung beim Kauf von neuen Materialien oder Dokumente über Dritte klären)

Wie wichtig ist Ihnen der Zusammenhalt in ihrem Verein und denken Sie, dass sich ein starker Zusammenhalt positiv auf die Bereitschaft für Ehrenamtstätigkeiten auswirkt?

Was könnte man Ihrer Meinung nach machen, um den Zusammenhalt in ihrem Verein zu stärken?

Inwieweit unterstützt die Politik das Ehrenamt im Verein?

Was würden Sie sich als Ehrenämtler wünschen?

Wird ehrenamtliche Arbeit anerkannt?

## 7. Ehrenamt und Corona

Gab es mehr Zeitaufwand im Verein während Corona?

Wie fand der Kommunikationsaustausch in der Corona-Pandemie statt? Gab es Probleme während des Informationsaustausches?

Sind Trainer bzw. Spieler aufgrund von Covid ausgestiegen?

Wie war für Sie die Corona-Zeit bezüglich des ehrenamtlichen Arbeitens?

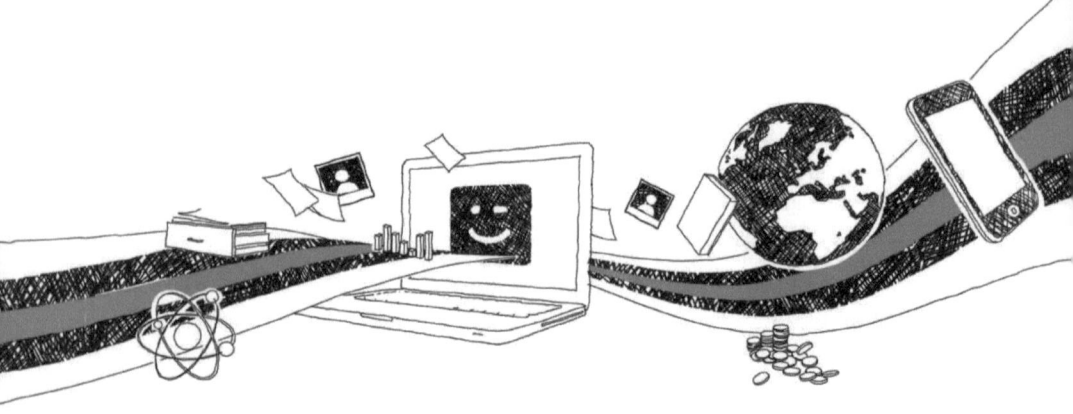
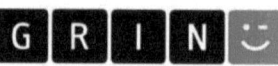